いくつになっても自分で歩ける!

「筋トレ」ウォーキング

能勢 博

青春新書
PLAYBOOKS

はじめに――いつものウォーキングを少し変えるだけで寝たきりは防げる!

「生きているうちは、寝たきりにはならず、元気でいたい」

「年老いても人に迷惑をかけず、自分で動ける体でいたい」

多くの人が、そう思っているはずです。

しかし、実際には「寝たきり」になってしまう人の数は、年々増えています。

この本を読んでくださっている方の中にも、寝たきり老人が増えている現実を「まさか自分は」と、他人事のように思っている方も少なくないのではないでしょうか。

脅すようで恐縮ですが、それは決して他人事ではありません。

普通に生活しているだけでは、あなたも将来、寝たきりになってしまう可能性がじゅうぶんにあるのです。


人間の体の中では年をとるごとに老化が進みます。

これは、万人に平等にふりかかる「抗《あらが》えないもの」です。

白髪が増える、シワができる、老眼になる、物覚えが悪くなる……老化は体にさまざまな変化をもたらしますが、その中で、自分自身が最も気づきにくいのに「体にとって一番大きな影響を与える現象」があります。

それが、筋力と持久力の低下です。

たとえば近頃、こんなことを感じたことはありませんか？

「最近、疲れやすくなった」

「昔より、仕事や家事の効率が落ちてきた気がする」

「ちょっとした用事をこなすのが、面倒だ」

実はこれらすべてに、筋力と持久力の低下が大きく関係しています。

後ほど詳しくお伝えしますが、**筋力と持久力は、私たちが体を動かす原動力であり、健康な生活に欠かせないものです。**

私たちは筋力と持久力があるからこそ、立ち上がる、歩く、階段を上る……など、朝起きてから夜寝るまでの生活に欠かせない動きを行うことができるのです。

しかし、筋力も持久力も、次から次へと無限に湧いてくるエネルギーではありません。普段生活をしているとなかなか気づくことができないのですが、実は筋力と持久力は加齢と共に、着々と減っていきます。

つまり、この2つは体の中で年々枯渇していく「有限のエネルギー」だといってもいいでしょう。

使えるエネルギーが少なくなれば、当然、スムーズに体を動かすことが困難になります。20代の頃に簡単にできていたことが、年をとってうまくできなくなったというのは、筋力・持久力という体のエネルギーの減少が大きく関係しているのです。

老化によって、年々減少する筋力・持久力に対してなんの対処もしないでいると、最悪の場合、体を動かすこと自体が困難になることもあります。

これがいわゆる「寝たきり」の状態です。

「それじゃあ、年をとったら寝たきりになるしかないのか」と、思われた方もいるかもしれません。

安心してください。確かに**筋力と持久力は加齢と共に減っていきますが、自分の頑張り次第で、何歳からでも増やすことができます。**

さらに、**筋力と持久力を増やし続けることで、今の年齢よりも10～20歳ぶんも「若いエネルギー」を持つことも不可能ではありません。**

私は長野県松本市で、市の健康増進事業の一環として約20年間、中高年の方々に向けた健康スポーツ教室を行ってきました。

教室に来てくださる方々の筋力と持久力を、誰でも簡単に続けられる方法で、お金や時間をかけずに、どう鍛えていくか――。最良の方法を求め、十数年以上の試行錯誤を重ねました。２０００人の参加者の方々を対象に「1日1万歩」を目標に歩いてもらったこともありましたが、その継続率や効果は満足いくものではありませんでした。**そこで考案したのが、本書でご紹介する「筋トレウォーキング」です。これまでに５４００人が筋トレウォーキングを行い、その効果は科学的に立証されています。**

この運動は「インターバル速歩」というのが通名ですが、本書では効果がよりイメージしやすいように筋トレウォーキングという呼び名で、紹介していきます。

「ウォーキングかぁ、これまでにもやったけど、続かなかったんだよね……」

そういう方こそ、ぜひ、筋トレウォーキングに挑戦してみてください。

筋トレウォーキングでは、普段の歩き方を少し意識して、「筋トレウォーキング仕様に変えるだけ」で、かなりの運動効果をだすことができます。これなら日常生活の中で実践できるので、誰でも簡単に続けられます。

もちろん、普段ウォーキングをしている方であれば、そのウォーキング法に少し変化を加えるだけで、いつもよりはるかに短い時間で、いつもの倍以上の効果を実感していただけるでしょう。

さらに、筋トレウォーキングの効果は、寝たきり予防だけにとどまりません。

普段、私たちを悩ませている生活習慣病を予防・改善したり、膝や腰などのつらい痛みを緩和したり、脳を元気にしたり……と、全身にプラスの効果をもたらすことも、長年の研究でわかっているのです。

教室に来られる方の中にも「医者にいっても治らなかった膝の痛みがよくなった!」「薬を使わずに血糖値が正常まで戻った!」と、うれしいご報告をくださる方が多くいらっしゃいます。筋トレウォーキングは、体の若返る力と、治る力を一気に呼び覚ます運動法といってもいいかもしれません。

やりやすく画期的なこのウォーキング法は、ニューヨーク・タイムズをはじめとしたさまざまなメディアでも取り上げられてきました。


先にも述べましたが、老化から逃れられる人は誰もいません。

ただ、老化にどう対処していくかは、自分の考え次第で決めることができます。

必ず起こる老化現象に対し、先手、先手でどう対応するかで、将来「ずっとベッドで寝たままになるのか」「自分の足でいきいきと歩き続けられるのか」は決まります。

あなたの体を老化や病気から守ることができるのは、あなただけ。

しかし裏をかえせば、あなた次第で体を若くいきいきと保ち、死ぬまで自分で動くことは、簡単にできるようになるのです。

少し歩き方を変えるだけで、あなたの体は大きく変わっていくはず。

さあ、一緒に筋トレウォーキングをはじめましょう！

『いくつになっても自分で歩ける！「筋トレ」ウォーキング』もくじ

第1章 筋トレウォーキングで一生歩ける体になる！

第2章 なぜ寝たきりになってしまうのか

第3章　今日からできる！　筋トレウォーキング

第4章 医者も薬も遠ざける！ 筋トレウォーキングの効果

第5章　元気に長生きできる体に変わる、健康長寿の生活習慣

本文デザイン・DTP　ハッシィ
本文イラスト　瀬川尚志
編集協力　佐藤美智代

第1章

筋トレウォーキングで一生歩ける体になる！

普通に生きているだけでは寝たきりになります

冒頭でもお伝えしましたが、普通に生活しているだけでは、寝たきりの恐怖から逃れることはできません。

元気に長生きできる体づくりをするためには、老化に伴って減少していく筋力と持久力を増やすための運動が必要になります。

もちろん、この運動をはじめるのは、早ければ早いに越したことはありません。

私はよく講演などで

「老化とは、自分の乗ったいかだが川の下流に向かって流されているようなもの！
流れに逆らうには、自分の力で必死にいかだを漕《こ》ぐしかありません！」

と、お話しします。

川は上流から下流に向かって流れていきますね。私たちは、その川の中に浮かぶいかだに乗っています。自分でいかだを漕がない限り、いかだは川に流され下流に向かってどんどん進んでいってしまいます。

「まだ大丈夫、もうちょっとしたら漕ぎはじめるから」と、束の間のつもりで川の流れに身を任せていると、気づかないうちにかなり下流まで流され、急に目の前に滝が現れてしまい大慌てする……、なんてことにもなりかねないのです。

万が一、滝に落ちてしまえば、そこから自力で這《は》い上がるのはとても難しいですし、もし這い上がれたとしても、かなりの時間と労力が必要になります。

人間の老化もこれと同様なのです。

「今、じゅうぶん歩けるから大丈夫」「まだまだ元気だから平気」などと言って、老化への対策を怠っていると、大きな病気が発生してやっと自分の体の衰えに気づいたり、寝たきりになってしまった後で後悔したりするのです。

先ほど私が、寝たきり対策として、筋力・持久力アップをはじめるなら、早ければ早いほどいいといったのには、理由があります。

実は体のエネルギーである筋力と持久力の衰えは、30歳頃を境にして、すでにはじまっています。もしあなたが45歳で、特に老化への対策をしていなければ、もう15年間も下流に向かって流され続けている……ということになるのです。

いかだを漕げば漕いだだけ川の流れに逆らうことができるように、筋力と持久力も適切な運動さえすれば、いくつになっても増やすことができます。

ただ、どうせなら川に流された期間が少しでも短いうちに、つまり老化がそこまで深刻に進む前に対策をはじめるほうが、体力回復にかかる労力も少なく、スムーズに体づくりを行うことができるでしょう。

将来の自分のために、少しでも早く筋力と持久力を鍛えはじめることが大切なのです。

体のエネルギー「筋力と持久力」は何歳からでも増やせる！

何歳からでも増やすことができる、体のエネルギー「筋力と持久力」。

ご存じの方も多いかもしれないのですが、まず、筋力と持久力について簡単に説明しましょう。

筋力とは端的にいうと、「パワー」のことです。何かを持ち上げるときや、グッと物を押すときに使う力を指します。

一方の持久力は「スタミナ」のことを指します。同じ運動や動作を長時間続けるときに、必要となる力です。

この2つの力は車の両輪のような関係です。バランスが大切ですし、どちらか一方が欠けてしまえば、日常生活を送ることができなくなってしまいます。

私たちの体は、筋肉、骨、脂肪、内臓、毛髪など、さまざまな器官によってできています。体のあらゆる器官はすべて加齢と共に老化していきますが、この中で1つ、年をとっても鍛えれば鍛えるほど、量を増やし若返っていくものがあります。

それが、筋肉です。

体のエネルギー「筋力」と「持久力」は、この筋肉の量に大きく関係します。私が先に筋力と持久力は何歳からでも増やせる！　といったのは、このためです。

たとえ80歳でも、90歳でも、筋肉を増やすための運動さえすれば、筋量の増加や、それに伴う体の変化によって、筋力と持久力はぐんぐん向上していくのです。

私が長野県松本市で行っている健康スポーツ教室でも、70歳から運動をはじめ、筋力や持久力をアップさせた方が大勢いらっしゃいます。

この筋力と持久力は、それぞれ「速筋《そっきん》」と「遅筋《ちきん》」という別々の筋肉によって支えられています。

この2つの筋肉を増やすためには、それぞれ別の運動が必要です。

筋力を支える速筋に必要なのは、無酸素運動。いわゆる筋トレです。ダンベル上げや、腹筋、腕立て伏せなどを思い浮かべていただければよいでしょう。

持久力を支える遅筋は、有酸素運動によって鍛えられます。ウォーキングやジョギングなどの体を長く動かし、酸素を多く使う運動が有酸素運動です。

また、長時間、運動を続けるためには、血液の巡りをよくして筋肉にじゅうぶんな酸素と血液を行きわたらせることが必要です。そのため、持久力の向上には遅筋を鍛えるだけでなく、心肺機能を高め、血液を循環させる体づくりをすることも欠かせません。

これらも、遅筋と同様にウォーキングやジョギングなどの有酸素運動をすることによって高められます。

ここまでの話を簡単にまとめると……

・**パワー（筋力）…筋トレなどの無酸素運動で鍛えられる**
・**スタミナ（持久力）…ウォーキングなどの有酸素運動で鍛えられる**

となります。

つまり、体の中のエネルギーであるパワー（筋力）とスタミナ（持久力）、どちらも増やすには、筋トレなどの無酸素運動とウォーキングやジョギングなどの有酸素運動、どちらの運動も必要だということです。

筋トレだけを必死にやっても、運動を継続させるために必要なスタミナは身に付きませんし、ジョギングだけしても、パワーは得られません。2つの運動をバランスよく行うことで、やっと体のエネルギーが充足していくのです。

そうはいっても、2つの運動をそれぞれ両立して行うのは大変なこと。

日々の用事や仕事もある中で、筋力アップのために筋トレをして、持久力アップのためにジョギングもする……なんて、考えただけでできそうにないと、思いませんか？　普段まったく運動をしていない方であれば、なおさらです。

これまでの説明をくつがえすようですが、ここでいいましょう。

筋トレとジョギング、どちらもバランスよく行わなくても大丈夫です。

実は、無酸素運動と有酸素運動を一気にできる画期的な運動法があるのです。

それが、本書で紹介する筋トレウォーキング。文字通り、ウォーキングの仕方を少し変えるだけで、持久力だけでなく筋力アップまでできてしまう、他にはない運動法です。

歩くだけで筋トレまでできてしまうなら、やってみたい……。そんな気持ちになってきませんか？

期待を裏切らない「簡単で続けやすいウォーキング法」をこれからお伝えしていきます。

筋トレいらず！ 歩くだけで筋力が増える
筋トレウォーキング

筋力と持久力を一気に鍛えられる画期的な運動、筋トレウォーキング。

ここからはそのやり方としくみについて説明していきます。

筋トレウォーキングを簡単に説明すると、

「速歩きとゆっくり歩きを交互に3分間ずつ行う運動」です。

「えっ、それだけ？」と思った方。そうです。最も端的にいってしまえば、筋トレウォーキングのやり方はこれだけ。

しかし、たったこれだけで、普通のウォーキングにはない「筋トレ効果」が得られるのです。

では、なぜ3分ずつの速歩きとゆっくり歩きだけで、筋トレ効果が得られるのか。そのしくみについて簡単にお話ししましょう。

筋トレウォーキングにおいて、筋力アップ効果があるのは、「3分間の速歩き」の部分です。速歩きといっても、さまざまなやり方がありますが、ここでの速歩きは、「ややきつい」と感じる速さで、大股で歩くことを指します。

私たちは歩くときに太ももをはじめ、多くの下肢筋肉を動かします。大股で、かつ、ややきつい速度で速歩きをするときは、いつもより大きく速く、下肢筋肉を動かすので、下肢筋肉に大きな負荷をかけ筋肉を太くすることができます。

つまり、大股の速歩きには、スクワットなどの筋トレと同じ運動効果があるのです。単純ではありますが、これが歩くだけで筋トレができるしくみです。

ただ、速歩きをずっと行うのは精神的につらいですし、体力も持ちません。

いくら速歩きで筋力を鍛えても、運動自体が短時間で終わってしまっては、持久力を鍛えることができません。先に述べたとおり、持久力は長い間、酸素をたくさん使う運動をしないと、鍛えることができないからです。

ここで、次の「ゆっくり歩き」が効いてきます。

3分間速歩きをした後に、3分間ゆっくり歩く。**ゆっくり歩きというリラックスタイムがあると、「また頑張ろう！」という気持ちが生まれ、結果的にトータルの速歩時間を長くすることができるのです。**これが、筋トレウォーキングで、筋力と持久力を同時に鍛えられるカラクリです。

また、ゆっくり歩きの効果は、持久力向上だけではありません。ややきつい速度で速歩きを行うと、筋肉痛や疲れの原因にもなる「乳酸」という物質が産生されるのですが、ゆっくり歩きをすることで、この乳酸が洗い流され、運動後特有の疲れや筋肉痛に悩まされる確率が格段に減ります。

筋トレウォーキングは、筋力と持久力を同時にアップさせるだけでなく、運動後の体も疲れにくくする、体にとって最良の運動法といえるのです。

歩き方次第で、体の60％の筋肉が鍛えられる！

先ほども述べましたが、私たちは歩くときに下半身の多くの筋肉を使います。

ところで、私たちが歩行のときに使う下肢筋肉、これは体全体の筋肉に対してどれぐらいの割合を占めるか、ご存じでしょうか。

なんと下半身の筋肉は、体の筋肉の60％にあたります。

つまり、普段何気なく行っている「歩く」という行為で、私たちは体の筋肉の60％以上を動かしているのです。

言い換えれば、**歩き方を少し意識するだけで、体の中の60％の筋肉を一気に鍛えることができる**、ということですね。

スクワット、脚上げ運動、ブリッジなど、下半身を鍛える筋トレはさまざまありますが、正しく効果的な歩き方さえできれば、歩行だけで下半身のほとんどの筋肉を鍛えることが可能なので、部位別の筋力アップトレーニングといったわずらわしい運動をする必要もなくなるのです。

また、健康に関する情報に詳しい方であれば、ウォーキングなどの歩行運動で、全身を使うことができるということは、ご存じだと思います。

歩くときはもちろん、下半身だけを使うわけではありませんよね。当たり前ですが、腕を振ったり、肩を引いたり……。

歩くという行為には、体全体の筋肉を使うことも必要になってきます。

もちろんこれは、うつむかずにしっかり前を見て歩いたときの話。

猫背になったり、小股でちょこちょこ歩いたりするだけでは、全身を正しく使うことはできないので、ただやみくもに歩けばいいというわけではありません。

腰をしっかり立たせ、背筋を伸ばし、胸を開き、大きく腕を引いて歩けば、それだけで全身の筋肉を効率よく使うことができます。

正しい姿勢で歩くだけで、体全体を気持ちよく動かし鍛えることができるのですから、ウォーキングに勝る運動はなかなかありません。

第3章で詳しくお伝えしますが、**筋トレウォーキングで実践する歩き方は、この全身の筋肉をバランスよく動かすことができる歩き方です。**

筋トレウォーキングに挑戦するときだけでなく、この歩き方を日常生活の中でも心がけていただければ、全身のさまざまな筋肉が普段の生活の中で効率よく鍛えられるようになるでしょう。

ぜひ、日々の生活でも取り入れてみてください。

１万歩歩くより効果的な、１日30分の健康習慣

「健康のために、１日１万歩歩きましょう！」というのは、よく聞く言葉ですよね。

この１日１万歩、本当に効果があるのか、考えたことはありますか。

私が行ってきた、長野県松本市の「中高年の方向けの健康スポーツ教室」でも、健康寿命を延ばすため、また生活習慣病を予防するために、１日１万歩のウォーキング指導をしていたことがあります。

しかし、その効果は期待するほどのものではありませんでした。１日１万歩歩くことで、高血圧や血液の濁《にご》りはわずかに改善するものの、目に見えて大きな変化は見られなかったのです。１日１万歩歩いた方と、特別な運動をしなかった方との差

がほとんど見られない調査結果に、歯がゆい思いをした記憶があります。さらに、1万歩歩いた人の多くは、歩行で使うはずの太ももの筋肉量が期待するほど上昇せず、がっかりしたものです。

1日1万歩ウォーキングには、さらに弱点があります。

それは、継続しにくいこと。右記の調査のために、市民の方に1日1万歩歩いてもらうようお願いをしたのですが、数ヶ月後まで、きちんと歩いてくださった方は、なんと全体の半数程度だったのです。

大人が1日1万歩歩くためには、平均して約1時間半以上の時間がかかります。生活の中で歩く機会があるとはいえ、日常生活で1万歩を稼ぐのは厳しいでしょうから、少なくない時間をウォーキングのためにあてなければなりません。

「健康にいいから毎日、1万歩歩きなさい」と言われても、なかなかやる気がでない上に、それだけ時間を費やしても目に見える結果がでてこなかったら、続けるのはとても難しいものですよね。こうして考えると、1日1万歩歩くというのは簡単そうに見えて「ハードルが高い運動」だと感じられます。

だからこそ、私は継続しやすい筋トレウォーキングをおすすめしたいのです。

筋トレウォーキングでの1日の運動時間の目安は30分。しかも毎日やる必要はなく、週の半分以上できればOKです。

1日1万歩と比べると、かなりハードルが下がり、続けやすくなっていることがおわかりいただけるのではないでしょうか。

実際に、市民の方に筋トレウォーキングに取り組んでいただいたときにも、

「これなら続けられる！」

「速歩きとゆっくり歩きを交互にやると、あっという間に30分たつ」

という、うれしい声をたくさんいただき、実際に健康面でも体力向上や血圧改善など、目に見える効果を得られました。

漫然と1万歩歩くのはもうやめましょう。それよりも、メリハリを利かせて1日30分だけ筋トレウォーキングをするほうが、体のためにいいのですから。

寝ている間も脂肪が燃える!?
筋トレウォーキングの効果

「脂肪を燃やすために、30分以上の有酸素運動をしています!」という方、よくいらっしゃいますよね。

有酸素運動をするとき、しっかり歩いていますか? もしくは走っていますか?

「とりあえず30分やればいいや」と思って、ダラダラ歩いていないでしょうか。

実は、負荷の少ない、ダラダラ有酸素運動を長く続けるより、速歩きとゆっくり歩きを繰り返す、メリハリの利いた筋トレウォーキングを短時間行ったほうが、ずっと効率よく脂肪を燃やすことができるのです。

「ややきつい運動」をすることは、筋力や持久力の向上に欠かせません。

筋トレウォーキングにおいて、ややきつい運動は、速歩きの部分。このややきつい運動をしているとき、体の中で何が起こっているのか、簡単にご説明しましょう。

無酸素運動でも、有酸素運動でも、ややきつい運動をするときは、体をいつもより激しく動かします。

そのため、体を動かすためのエネルギーもより多く必要になり、体の中ではエネルギー産生のための動きが活発に起こります。

このエネルギー産生が、体の中でどんどん行われると、その過程でエネルギーとは別に乳酸という物質が産生されます。乳酸は疲れの原因ともいわれる物質ですが、この乳酸が産生されるレベルの運動をすることが、筋肉を太くするためには必要です。ややきつい運動で筋肉が太くなると、その太くなった筋肉により効率よく酸素を届けようと、心肺機能や循環器系の働きも一緒に向上します。

これがややきつい運動で、筋力や持久力がアップするメカニズムです。

さて、大事なのはここから。実は、ややきつい運動をした後の1〜2時間は、カロリーの消費効率が高くなるのです。つまり、運動後も1〜2時間は、いつもより多くの脂肪が燃え続けるということです。これは、運動によって生まれた乳酸などの代謝産物の処理や、運動によって傷ついた筋肉の修復が体の中で行われることによって起こります。

極端なことをいってしまえば、**運動後寝ていたとしても体の中ではいつもより脂肪が燃えていくということです。**これは効率のいい脂肪燃焼法ですよね。

しかし、この効果はダラダラ運動ではあまり期待できません。

「有酸素運動30分！」とダラダラ30分歩くより、ややきつい運動を短時間、集中して行うほうが、この「運動後の脂肪燃焼効果」を得られることがわかっています。

もちろん、筋トレウォーキングは、速歩きというややきつい運動を行いますので、この効果はじゅうぶん期待できます。筋トレウォーキングでは、運動時だけでなく運動後も脂肪を効率よく燃やすことができるのです。

筋トレウォーキングが生活習慣病の根本原因を断つ！

筋トレウォーキングでは、今まで別々にやるしかなかった無酸素運動（筋トレ）と有酸素運動（ウォーキング）を一気に行えるということは、先にお伝えしました。

ただ、筋トレウォーキングのすごいところは、それだけではありません。

実践するだけで、生活習慣病を予防することもできるのです。

「運動が体にいい影響を及ぼす」ということは、皆さんも日々の生活の中で、漠然と感じていらっしゃると思いますが、高血圧や糖尿病といった生活習慣病のリスクが運動によって低くなるということが、医学的に証明されているのを知っている方は、そこまで多くないのではないでしょうか。

実際に、**平均年齢65歳前後の男女、約600人に筋トレウォーキングを4ヶ月続けてもらった結果、体重、血糖値、血圧、すべてが低下したことがわかっています。**筋トレウォーキング以外は特に食事制限などは設けず、普通に生活してもらった上での結果です。

なぜ、運動だけでここまで体が健康になるのでしょうか。

これには体の中に存在する「ミトコンドリア」という装置が、大きく関係しています。

私たちの細胞の中には、ミトコンドリアという小器官があります。ミトコンドリアはさまざまな働きをする器官なのですが、その最も大きな役割に、生きるためのエネルギーをつくりだす働きがあります。

当たり前ですが生きるためには、息を吸うこと、食べること、飲むことが欠かせません。私たちが食事から摂取した栄養と呼吸から得られた酸素を使って、体を動かすエネルギーをつくっているのが、ミトコンドリアなのです。

ミトコンドリアは筋肉の中にも存在します。しかし、加齢や運動不足によって、筋肉の量が少なくなってしまうと、そこに存在するミトコンドリアの量も減ってしまいます。この結果、体に必要なエネルギーをうまく生みだすことができなくなってしまうのです。

ここからが大切なところ。実は、ミトコンドリアが減ってしまうことによる体への悪影響は、それだけにとどまりません。

ミトコンドリアが減るとそれとすり替わるように、体の中で炎症を引き起こす「炎症性サイトカイン」というホルモンのような物質が分泌されます。本来、炎症とは、体の外から細菌やウイルスなど異物が体内に侵入したときに、それをやっつけようとする生体反応ですが、面白いことに、そのような外界からの侵入者がなくても、ミトコンドリアが減ってしまうだけで、炎症反応が起こってしまうのです。

実は、最近の研究では、これが生活習慣病の根本原因ではないかと考えられています。

つまり、炎症性サイトカインが分泌され、それが免疫細胞で炎症を起こせば高血圧に、脂肪細胞で炎症を起こせば糖尿病に、脳細胞で炎症を起こせばうつ病や認知症になるという考え方です。あまり考えたくないことですが、がん抑制遺伝子で炎症が起きれば、がんになる可能性もあるのです。

しかし、**ややきつい運動をして筋肉を増やし、ミトコンドリアを活性化しさえすれば、炎症性サイトカインの分泌を抑え、病気の火種となる慢性炎症を抑えることができます。**

このミトコンドリア減少による生活習慣病の発生は、なにも高齢の方に限った話ではありません。

実は、私が教鞭をとる信州大学の新入生を対象にした調査では、新入生のうち、10%の生徒が、運動不足による肥満症にかかっていることがわかったのです。

肥満症とは、体に脂肪組織が過度にたまった状態のこと。医学的に減量が必要な病気です。

まだ筋肉も細胞も若い20代の若者でさえ、運動不足による生活習慣病にかかっているのです。特別な運動もせず、不摂生を続けながら年を重ねた中高年であれば、そのリスクはより高くなるでしょう。

また、最近の研究によれば、歩数にして1日約8000歩ほど体を動かしている若者に、2週間運動制限を加えただけで、糖尿病のリスクが一気に上昇することも報告されています。運動不足による生活習慣病の発症は、何歳からでも起こりうるのです。

ただ、心配することはありません。筋力と持久力が何歳からでも増えるように、ミトコンドリアの量も、運動を行うことで増えていきます。**つまり、運動をして筋肉を元気にすれば、ミトコンドリアの活性を促し、生活習慣病にかかるリスクを減らすこともできるのです。**

病気のリスクを抑え健康に過ごせるか否かは、あなたが運動をするかしないかにかかっているといっても過言ではないでしょう。

自分の体に最適なレベルの運動が1人でできる！

筋力アップ、持久力アップができ、生活習慣病も予防。さらには効率のいい脂肪燃焼までできる……。

実は筋トレウォーキングのいいところは、これだけではありません。

筋トレウォーキングは、自分のペースでできるにもかかわらず、筋肉を鍛えるのに最もふさわしいレベルの負荷を、自然に体にかけることもできるのです。

筋力と持久力を向上させる「適度なレベルの運動」というのは、実際に自分1人で行うとなると、なかなか難しいものです。

よくありがちなのが、やる気が強く、運動をやり過ぎてしまうこと。これは要注意です。運動のやり過ぎは体を壊し、健康寿命を縮めてしまう可能性があります。

運動を行うと筋肉の中の筋線維《きんせんい》が傷つきます。この筋線維が修復されるときに、これまでより筋肉が強く太くなるということは、ご存じの方も多いかもしれません。

適度な運動であれば、この筋繊維の傷みは数日のうちに修復されるので問題ないのですが、過度な運動を行うと筋線維の傷みはうまく修復されません。最悪の場合は筋線維の損壊が激しくなり、運動どころか日常生活に支障がでてしまう場合もあります。健康のための運動で日々の暮らしに影響がでるのでは、なんのために運動をしているのかわかりません。

また、反対にじゅうぶんな負荷をかけられず、筋肉を成長させるまで体を使いきれないことも多々あります。

ジムなどで運動をするとき、パーソナルトレーナーがつく場合がありますが、これは運動に精通するスタッフが「やり過ぎでもなく少な過ぎでもない、筋肉にとってちょうどいい負荷のかかる運動」をアドバイスするためなのです。

普段の運動でパーソナルトレーナーをつけるというのは、あまり現実的ではありませんが、筋トレウォーキングであれば、1人でもちょうどいい負荷の運動を実践することができます。

筋トレウォーキングでは、筋肉に負荷をかけるため、ややきつい速歩きを行います。第3章で詳しく説明しますが、これは「少し歩くと息がはずむ」程度の速さ。どうでしょう。想像しやすく、実践しやすいと思いませんか？　これをやるだけで、体にちょうどいい負荷をかける適度な運動を行うことができます。実感しやすくやりやすい速度なので、どなたでも自分1人で行うことができますし、やり過ぎで体を壊すことも、やっても体のためにならないなんてこともありません。

誰でも実践しやすく、体にとっても適度な負荷をかけやすい最高の運動が、本書でご紹介している筋トレウォーキングなのです。

第2章

なぜ寝たきりに
なってしまうのか

運動するかしないかで、健康寿命が15年も変わる!

第1章でもお伝えしたとおり、筋力と持久力は加齢と共に、年々減っていきます。それでは具体的に、どれくらいの筋力、持久力が減っていくのか、想像することはできますか?

実は筋力は、20代をピークにして30歳を過ぎたあたりから、毎年約1%ずつ低下していきます。1年ごとに1%。1年で見ると少ないのですが、10年では10%も減り、80歳の頃には20歳の約60%の筋力しかなくなってしまいます。

年をとって、重い物が持てなくなったり、腰が重くなったりするのは、長年の筋力減少の積み重ねが原因だったのですね。

持久力も同様に減少していきます。持久力のピークもやはり、20歳代。こちらも30歳以降着々と減り続け、60歳では20歳代の頃に比べて、30％も持久力が低下してしまうのです。

先にも述べましたが、持久力は体を長く動かし続ける力、いわゆるスタミナです。年々少しずつスタミナがなくなってしまうと思えば、年をとるほど日々疲れやすくなるというのも、うなずけます。

これら、筋力、持久力の低下による体力の衰えを、よりわかりやすく表したのが、51ページのグラフです。このグラフは、年齢ごとに「身体活動量」がどのように変化しているかを示しています。

身体活動量とは、歩く、立つ、持つなど、体を使う活動の総量のこと。筋力や持久力など、体の力を総合した「体力」のことだと考えてください。

一般的に、この身体活動量が20歳代の30％以下になると、日常生活のために必要な動作をすることが困難になるといわれています。つまり、30％のラインを下回ると、自分で立ったり歩いたりすることが難しくなってしまい、寝たきりになる可能性が高くなってしまうのです。30％のラインが、寝たきりになる可能性が高い危険なラインだと考えていただけると、わかりやすいかと思います。

このグラフでは、日頃から何か運動をしている人と、特に運動をしていない人の体力（身体活動量）の変化を表しています。どちらも、30代あたりからゆるやかに減少していっているものの、運動をしている人のほうが、減少の度合いが少ないのがわかっていただけるはず。日頃、特に運動をしていない人は、なんと70歳あたりで「寝たきり危険ライン」を超えてしまいますが、運動をしている人は90歳手前まで「寝たきり危険ライン」を超えることがないのです。

この約15～20年の違いは、日々運動をしていたか、していないかだけ。

つまり、少し意識して運動を続けるだけで、自分で自由に動ける期間を約15年間も延ばすことができるのです。

体力(身体活動量)の低下

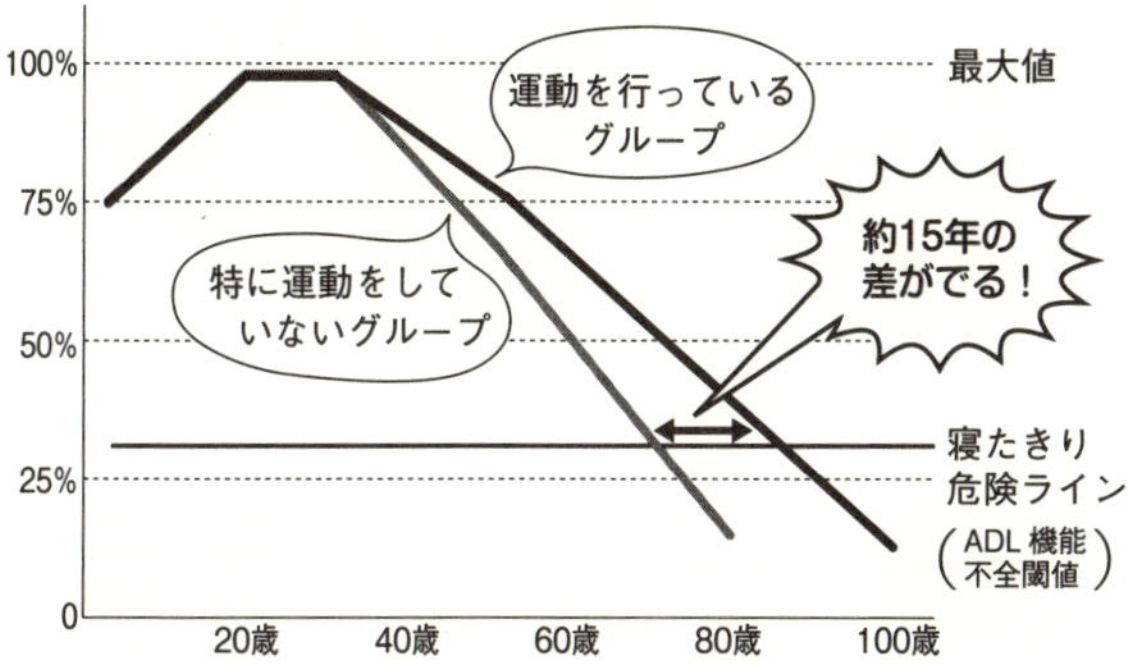

(Haskell WL et al.1998 を元に作成)

トレーニング群(日常的に意識して運動を行っている人のグループ)と、非トレーニング群(日頃、特に運動をしていない人のグループ)では、寝たきり危険ライン(ＡＤＬ機能不全閾値)を超えるまでに、約 15 ~ 20 年の差がある。

つまり…

日常的に運動さえすれば、自分で自由に動ける期間を約 15 年も延ばすことができる!

老化をぐんぐん加速させる筋力と持久力の低下

加齢と共に年々減っていく、筋力と持久力。

筋力と持久力という体を動かすためのエネルギーが減ると、寝たきりになる可能性が高くなるということは、先に述べました。

それではなぜ「筋力と持久力の低下」が、寝たきりにつながってしまうのか。

ここではそのメカニズムをより詳しくお伝えします。

少し込み入った話もでてきますが、あなたの体にも大いに関係する大切なことなので、ぜひしっかり読み進めてください。

まず、寝たきりになる原因について考えてみましょう。

個人差はありますが、寝たきりになる原因は大きく分けて2つあります。

1つ目はこれまでにお伝えしてきた、加齢による筋力、持久力の低下。

2つ目は、生活習慣病にかかってしまうこと。寝たきり原因の第1位である、脳卒中もここに含まれます。

では、順を追って、1つ目から説明していきましょう。

加齢による筋力、持久力の低下には「サルコペニア」と呼ばれる症状が、大きく関係しています。サルコペニア、なんだか聞き慣れない言葉です。ギリシャ語で「筋肉減少」を意味するこの症状は、日本語では「老人性筋萎縮症」と訳すことができます。その名のとおり、年を重ねると共に、筋肉が徐々に痩せ衰えていく症状です。

筋力も持久力も、体の中の筋肉の量に大きく関係します。

老化によってサルコペニアが進み、筋肉量が減ると、体を動かすエネルギーである筋力と持久力も、それに比例して減少していってしまうのです。

筋力、持久力が減っていくとどのような現象が起きるのか――。
買い物へ行くときのことを例にとり、考えてみましょう。
でかける前に、まず「よし！　買い物に行こう！」と、椅子から立ち上がるとします。ここではまず、「よいしょ」と立ち上がる力、つまり「筋力」が必要です。もし、筋力が大幅に減ってしまっていれば、立ち上がることに苦戦するか、最悪の場合、1人で立ち上がることができなくなってしまいます。

無事立ち上がり、スーパーに向かったとしましょう。買い物を終え、購入した商品を手提げ袋に入れて、家まで歩いて持って帰ってくる。このときには、物を持ち続ける、歩き続けるという継続した運動を行っているので、「持久力」が必要となります。もし持久力がなければ、道の途中で座り込んでしまい、家に帰ってくることができなくなってしまいます。

かなり極端な例をだしましたが、つまり、**筋力と持久力、どちらかが欠けていても、「買い物をして家に帰ってくる」ことができないのです。**

普段意識していませんが、私たちはこの2つの力を存分に使うことで、日々生活しています。

もし、これらの力が加齢と共に減ってしまえば、日常の動作がどんどん困難になります。筋力、持久力の減少が著しく進行すれば、最悪の場合、ベッドの上に寝続けてしまう「寝たきり」になってしまうのです。

また、体を動かすエネルギーが減るということは、体をちょっと動かすのが、若い頃に比べて大変な作業になるということでもあります。これは、経験からも感じていただけるかもしれません。これまで普通に行ってきた1つひとつの日常の行為が、エネルギー不足によって億劫な作業になってしまうのです。

誰しも自分にとって億劫なこと、面倒なことはやりたくないものですから、できる限り楽に動けるほうや億劫なことをしなくていい道を選んでしまいがちです。

ただ、筋肉は使わないでいると、さらに衰えていきます。

たとえば、1週間寝込んでしまうと、筋肉はどれくらい衰弱するか、想像できますか？　なんと、20％も衰弱します。そして衰弱した筋肉は1ヶ月かかってやっと回復するのです。風邪で数日間寝込み、やっと起き上がれるようになったときに足元がふらついた経験は、多くの方にあるはず。筋肉は数日使わないだけで、あっという間に衰えてしまうのです。

外にでるのが面倒だから買い物をやめる、家具の移動などの力を要する家事を後回しにする……など体を動かすことを面倒に感じ、運動の機会を自ら減らしてしまうことで、筋肉の衰えはさらに進み、それに伴って体のエネルギーである筋力、持久力も減っていきます。

結果として待っているのは、自分で動けなくなってしまう「寝たきり」です。

この負のサイクルにはまらないためにも、体のエネルギーである筋力、持久力を向上させることは寝たきり予防にとって、欠かせないことなのです。

あの生活習慣病が、寝たきりの大きな原因だった！

次に、寝たきり原因の2つ目についてお話ししていきましょう。

寝たきり原因の2つ目は、生活習慣病です。糖尿病、高血圧、動脈硬化……。

いずれも見覚えのある病名ばかりですね。実はこれら生活習慣病が、寝たきりの大きな原因になっています。

厚生労働省のある調査によると、寝たきり原因第1位は生活習慣病の1つ、脳卒中でした。

脳卒中を引き起こし、後遺症で体がうまく動かせなくなったり、治療のために長い間ベッドの上に寝続けたりすることで筋肉が衰え、結果として寝たきりになってしまうことが多いのです。

寝たきりは、「寝かせきり」によってなってしまうことが多いのは、ご存じでしょうか。

心臓病、糖尿病などの生活習慣病がベッドに寝続けるきっかけをつくることで、症状が回復したとしても、筋肉の衰えによって体を動かすことが困難になり、結果としてベッドから起き上がれない寝たきりになってしまうのです。

生活習慣病の予防は、日々健康に暮らすためにはもちろん、寝たきりにならないためにも欠かせないことだといえます。

少し説明が長くなってしまったのですが、**「筋力・持久力の低下」「生活習慣病」この2つが、寝たきりの大きな原因です。**

寝たきりを予防するためにはこれら2つの原因に対し、並行して対策を行っていくことが必要だといえます。

筋力と持久力の向上も、生活習慣病の予防も、筋トレウォーキングのようなややきつい運動をすることで、まとめてできることは、第1章でお伝えしたとおり。

つまり、筋トレウォーキングを行えば、主要な寝たきり原因の2つを一気に予防することができ、要介護、寝たきりという言葉とは、死ぬまで無縁の人生を送ることができるといっても過言ではないのです。

今の自分の健康のためにも、将来的にいつまでも自分で動ける体でいるためにも、筋トレウォーキングは大切なのです。

好きなものを食べながら、コレステロール値を改善する方法

生活習慣病の中でも特にこわいのが、脳梗塞や心筋梗塞。

これらを引き起こす**「動脈硬化」の防止にも、筋トレウォーキングは効果を発揮します。**

動脈硬化に関してはテレビや雑誌などのメディアで、そのメカニズムや恐ろしさについていろいろと取り上げられているので、ここで説明するまでもないかもしれないのですが、簡単にお話ししましょう。

動脈硬化とは言葉のとおり、心臓から血液を全身に送り届ける動脈が、硬くなってしまう状態を指します。本来、動脈はしなやかな弾力性を持っており、簡単に詰

まったりしない血管なのですが、加齢と共に血管の柔軟性がなくなったり、ドロドロ血や悪玉コレステロールによって、血管の内壁に異常がでて、血管が硬く、もろくなってしまうのです。

動脈硬化の要因の1つが、悪玉コレステロールと呼ばれる「LDLコレステロール」の増加。LDLコレステロールは過剰に増えると、血管の内側に沈着します。すると、血液の通り道が狭くなってしまうだけでなく、血管本来の弾力性がなくなり、血管が破れやすくなってしまうのです。

動脈硬化の恐ろしいところは、症状が進行しても自覚しにくいところです。

血管が硬くなってしまっても、自分で気づくことはできませんよね。重篤な症状が体にでて、やっと動脈硬化に気づくという人は少なくないのです。

それゆえ、動脈硬化は「沈黙の殺人者」ともいわれています。

コレステロール値が高いと動脈硬化が進みやすいというのはよく知られているの

で、コレステロールの値を下げるために食事制限に励んでいる方は、私のまわりにも多くいらっしゃいます。

確かに、コレステロール値改善のために食事制限は有効です。しかし、食事制限だけでコレステロール値を減らすのは、結構つらいものがありますよね。

これまで毎日の楽しみに食べてきたおやつのケーキやチョコレートを我慢する、できるだけ洋食ではなく和食を選ぶ、肉の脂身は取り除いて食べる……。

健康のためには大切な食習慣ですが、人生という視点で考えると、コレステロール値のためだけに、自分の好きなものを我慢するのは、なんだか寂しい気がします。

この悩みも、筋トレウォーキングなどの運動で軽減することができるのです。

コレステロールには、血管に沈着する悪玉コレステロール「ＬＤＬコレステロール」と、沈着した悪玉コレステロールを取り除く働きのある、善玉コレステロール「ＨＤＬコレステロール」があります。つまり、体の中の善玉コレステロールの値が、悪玉コレステロールの値に比べ、相対的に上昇すれば、善玉コレステロールの働きで、悪玉コレステロールの血管への沈着を防ぐことができるのです。

そして、善玉コレステロールは、運動をすると増えることがわかっています。**運動をすることで善玉コレステロールを増やすことができれば、動脈硬化を防ぐことにつながります。**

ただ好きな食べ物をひたすら我慢して動脈硬化を防ぐより、運動を取り入れながら適度に食事も楽しんで、動脈硬化を防ぐほうが現実的に続けられそうな気がしませんか。

また、運動によって血液の巡りがよくなり血流が増すと、血管の柔軟性や弾力性が高くなります。これも運動で動脈硬化を防ぐことができる大きな理由です。

このように筋トレウォーキングは、死因や寝たきりの原因となる脳梗塞や心筋梗塞の大本、動脈硬化の防止にも強い力を発揮するのです。

歩くだけで
骨密度を上げる方法がある！

寝たきりの原因として挙げられるものに「骨折」があります。

高齢になると骨粗しょう症などが原因で、骨折しやすくなるというのは聞いたことがある方も多いはず。

中でも近年、高齢化に伴い増加し続けている骨折が「大腿骨頸部《だいたいこつけいぶ》骨折」です。

それではまず、大腿骨頸部とはどこなのか。そこからお伝えしましょう。

私たちの体の中には、約200個の骨がありますが、その骨の中で最も長いのが、大腿骨です。大腿骨は股関節から膝の関節まで伸びているので「太もも部分の骨」と考えるとわかりやすいかもしれません。

大腿骨頸部とは、その大腿骨の付け根のところ、股関節につながる部分を指します。大腿骨頸部によって胴体と脚はつながれているので、この骨は全身を支える役割をし、日常の動作に大きな影響を及ぼしています。

そのため、この大腿骨頸部を骨折してしまうと、手術などを行って完治しても、歩行や日常の動作が困難になってしまう可能性があります。

恐ろしい骨折ですが、いったいどんなときに起こるのでしょうか。

大腿骨頸部骨折は、骨粗しょう症などで骨がもろくなっている高齢の方が、転倒したときなどによく起こります。ただ、転倒といっても、つまずく、ベッドから落ちるといった軽い衝撃で起きる場合もあり、中には原因もないのに、いつの間にか骨折していたという事例も発生しているのです。

高齢の方であれば、ふとした拍子に折れてしまう可能性がある大腿骨頸部。しかし、筋トレウォーキングをすれば、この骨折のリスクを減らすことも可能です。

一般的に「骨を強くするにはカルシウムをとる」というのはよく知られています

が、実は、ただカルシウムをとるだけでは、骨は強くなりません。

骨を強くするには、カルシウムをとるだけでなく、物理的な刺激によって骨に圧力を加えることが大事です。ここでは詳しい説明は避けますが、骨に圧力が加わることによって、体の中にあるカルシウムが、骨にきっちりと吸収されます。

つまり骨を強くするためには、カルシウムをとるだけではなく、強くしたい骨に適度な刺激を与えてあげることが必要なのです。

筋トレウォーキングでは、大股の速歩き、適度な歩幅のゆっくり歩きを交互に繰り返すので、足が地面に着くときの衝撃がリズミカルに脚全体に伝わります。もちろん、大腿骨頸部にもこの衝撃は伝わるので、刺激を加えて圧をかけることができ、大腿骨頸部の骨密度を上げ、骨を強くすることができます。

また、ウォーキングによって筋力、持久力を鍛えることで、骨折の原因「転倒」を防ぐこともできます。明日起こるかもしれない骨折のリスクも歩くことによって、軽減できるのです。

大腿骨頸部とは…

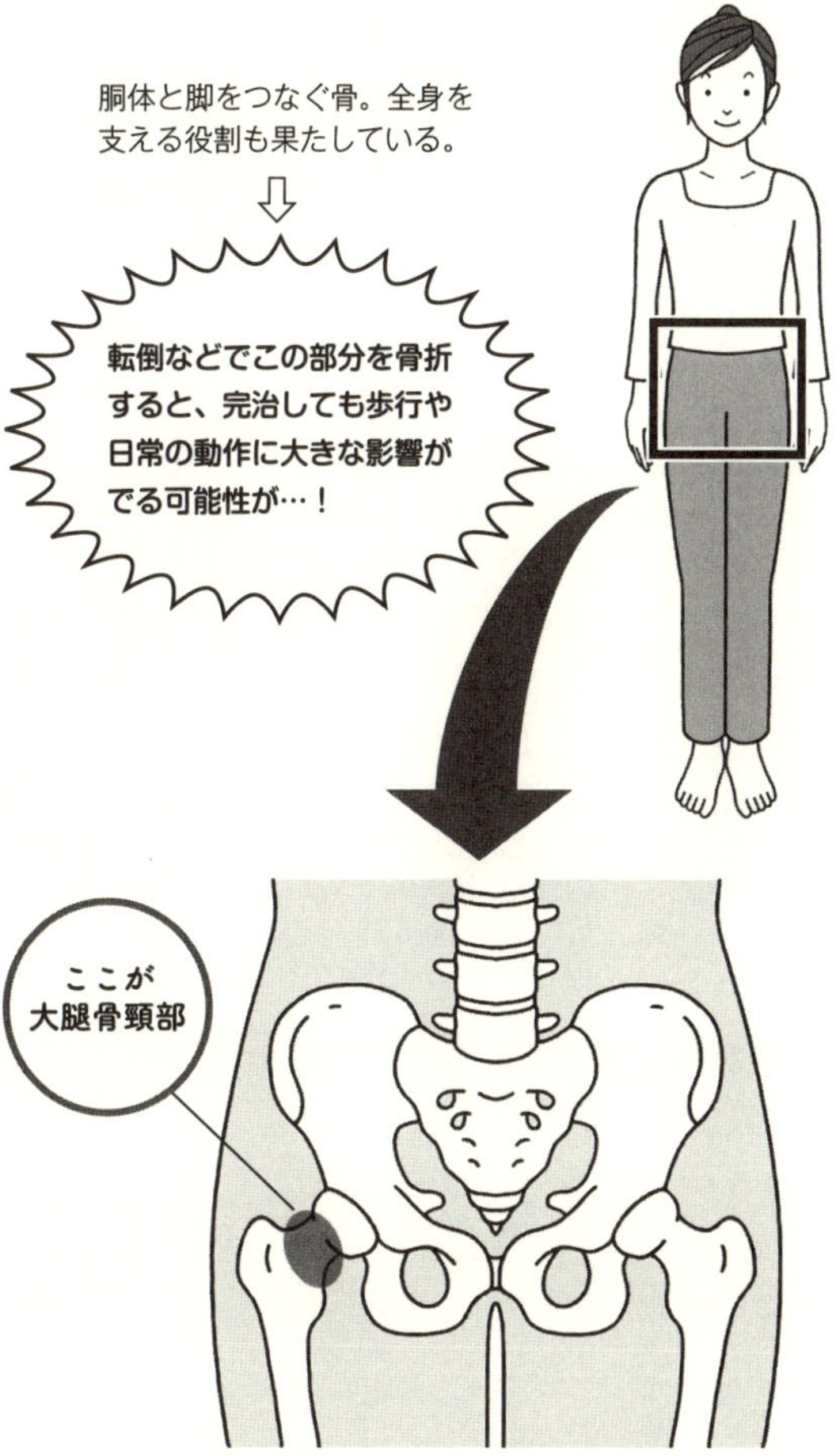
胴体と脚をつなぐ骨。全身を
支える役割も果たしている。
転倒などでこの部分を骨折
すると、完治しても歩行や
日常の動作に大きな影響が
でる可能性が…！
ここが
大腿骨頸部

今もあなたの中で進行する「かくれた老化」の恐怖

シワが増えた、白髪が目立ってきた、というように外見からわかる老化現象とは異なり、筋力や持久力の衰えはなかなか自分では気づきにくいものです。

先にお伝えしたとおり、サルコペニアによって私たちの筋肉は年々減っていきます。もし、あなたが50代であれば、20代の頃に比べ30％前後の筋肉がなくなっているのです。それだけの量の筋肉が体からなくなれば、脚が細くなったり、体重が減ったりしそうなものですが、多くの方はどちらも変わっていないということが多いのではないでしょうか。むしろ、昔より体重が増えたという方もいるかもしれません。これは、なぜでしょう。

体のしくみとは不思議なもので、筋肉は年と共に減少しますが、脂肪は減っていきません。そのため筋肉が減るにつれて、本来筋肉があった部分に脂肪がどんどん入り込んでいきます。つまり、脂肪が筋肉にすり替わっていくのです。

この結果、**見た目の手足の太さは変わらないものの、体の中身は「筋量がガタ落ちし、脂肪がそのぶん増えている」という恐ろしい状況に陥ります。**

これは目に見えた変化としてわからないので、体の中で「かくれた老化」が進んでいたとしても「見た目も変わらないし、まだ自分は大丈夫」と、思ってしまう原因になります。

また、普段私たちが活用する便利なサービスやシステムも、その便利さゆえに、私たちに筋力と持久力の低下を実感させにくくしています。

豊かなサービスと機械化が進んだ現代では、体を動かす機会が減っています。少し離れた場所に行くにも、電車やバスを使えば歩く必要はありませんし、買い物にでなくても、インターネットで商品を注文すれば、家まで届けてくれる宅配サービスも充実しています。便利なサービスによって、日常生活の中で体を動かす機会が少なくなったため、私たちは、自分の最大体力の20~30％しか使わなくても、じゅうぶん生きていけるのです。

普段からテニスやマラソンなど、自分の体力の上限に近づくような運動を行っている方であれば、「昔より足がついていかなくなった」「30代の頃より走れる距離が短くなった」など、自分の体力の衰えに気づけるチャンスがあるのですが、最大体力の20％程度しか使わない省エネモードで生きていれば、なかなか筋力と持久力の低下を自覚することはできません。

このように、**筋力、持久力の低下は、体にとって重大な影響を及ぼすにもかかわらず、意識しにくいため見過ごされがちです。**

体をむしばむ「かくれた老化」は、「自分はまだまだいける！」と感じている方の中でこそ、急速に進んでいる可能性があります。気づいたときには寝たきりになっていた、ということがないよう、今からしっかり対策を立てていきましょう。

気づいていますか？老化のサイン

見た目にはわかりにくく、現代社会では意識する機会が少ない筋力と持久力の低下。非常に恐ろしいものですが、これは、高齢の方に限ったものではありません。

筋肉は使わなければどんどん衰える、というのは先にお話ししましたね。

それは高齢の方でも、30代や40代の方でも同じ。つまり、体を意識して動かさなければ、40代の方の体の中でも老化は着実に進むのです。

デスクワークで一日中座りっぱなしの方はいませんか。通勤時に歩く以外、特別な運動はしていないなんてことはありませんか。意識して動かさずにいると、体の中の筋肉はどんどん減っていきます。

しかし、自覚しにくい「かくれた老化」にも、その予兆はあります。
この小さなサインに気づき、早めに対策を立てれば、老化を自分の力で食い止めることは可能です。日常の中で現れる「老化のサイン」を、チェックリストとしてまとめました。何個あてはまるか、チェックしてみてください。

老化のサイン「チェックリスト」

□電車やバスで立っているとき、揺れでよろけることが多くなった
□横断歩道や階段で、同世代の人によく抜かれる
□階段を上るとき、無意識に手すりをつかんでいる
□低い段差につまずき、転びそうになったことがある
□片足立ちで靴下を履けなくなった
□でかけたときに、車やタクシーを使う回数が増えた
□駅やデパートでは、あれば必ずエスカレーターを使う

□家事や仕事以外では、ほとんど体を動かさない
□階段を上ると、息切れがする
□15分以上歩くと、少し休憩をしたくなる
□電車やバスに乗ったときは、乗車区間が短くても空いている席を探してしまう

『ロコモパンフレット2010年度版（社団法人日本整形外科学会）』『あなたの運動不足度を診断します』（公益財団法人健康・体力づくり事業財団ホームページ）『あなたの運動不足度をチェック！』（神奈川県ホームページ）を元に作成

いかがでしょうか。あてはまるものが多いほど、老化があなたの中で進行している可能性があります。

ただ、あてはまる項目が多かったとしても、落ち込む必要はありません。

筋力と持久力はいくつになっても増やすことができるので、対策さえすれば、何歳からでも若い体を手に入れることができるのです。

次章からは筋トレウォーキングの具体的な方法に移ります。

筋トレウォーキングで、老化に負けない体をつくっていきましょう。

第3章

今日からできる！筋トレウォーキング

筋トレウォーキング　基本の歩き方

さて、ここからは早速、筋トレウォーキングの実践法を説明していきます。

第1章でも簡単にふれましたが、筋トレウォーキングのやり方は至ってシンプル。基本の歩き方は次のとおりなので、簡単に覚えられ、どなたでもすぐにはじめていただけるはずです。

1.「速歩き」3分間
まず、自分自身がややきついと感じるペースで「速歩き」を3分間行います。

ややきついと感じるペースとは、歩いていて息が上がってくるぐらいの速度のこと。ややきついペースがわからない場合は、散歩がてらウォーキングをしてみて、徐々に歩く速さを上げ、ペースをつかんでみましょう。

2.「ゆっくり歩き」3分間

続けて、散歩のときのようなゆるやかなペースの「ゆっくり歩き」を3分間行いましょう。ここでは、速歩きで上がった息を整えるようにゆったり歩きます。

3分間の計測は、腕時計やストップウォッチを活用するのがおすすめです。

3.「速歩き3分間→ゆっくり歩き3分間」×5回を週4日以上

この「速歩き→ゆっくり歩き」を1セットとし、これを1日5セット繰り返します。週4日以上、このウォーキングができれば、あなたの体はみるみる変わっていくはずです。

やや きついペースで

速歩き

3分間

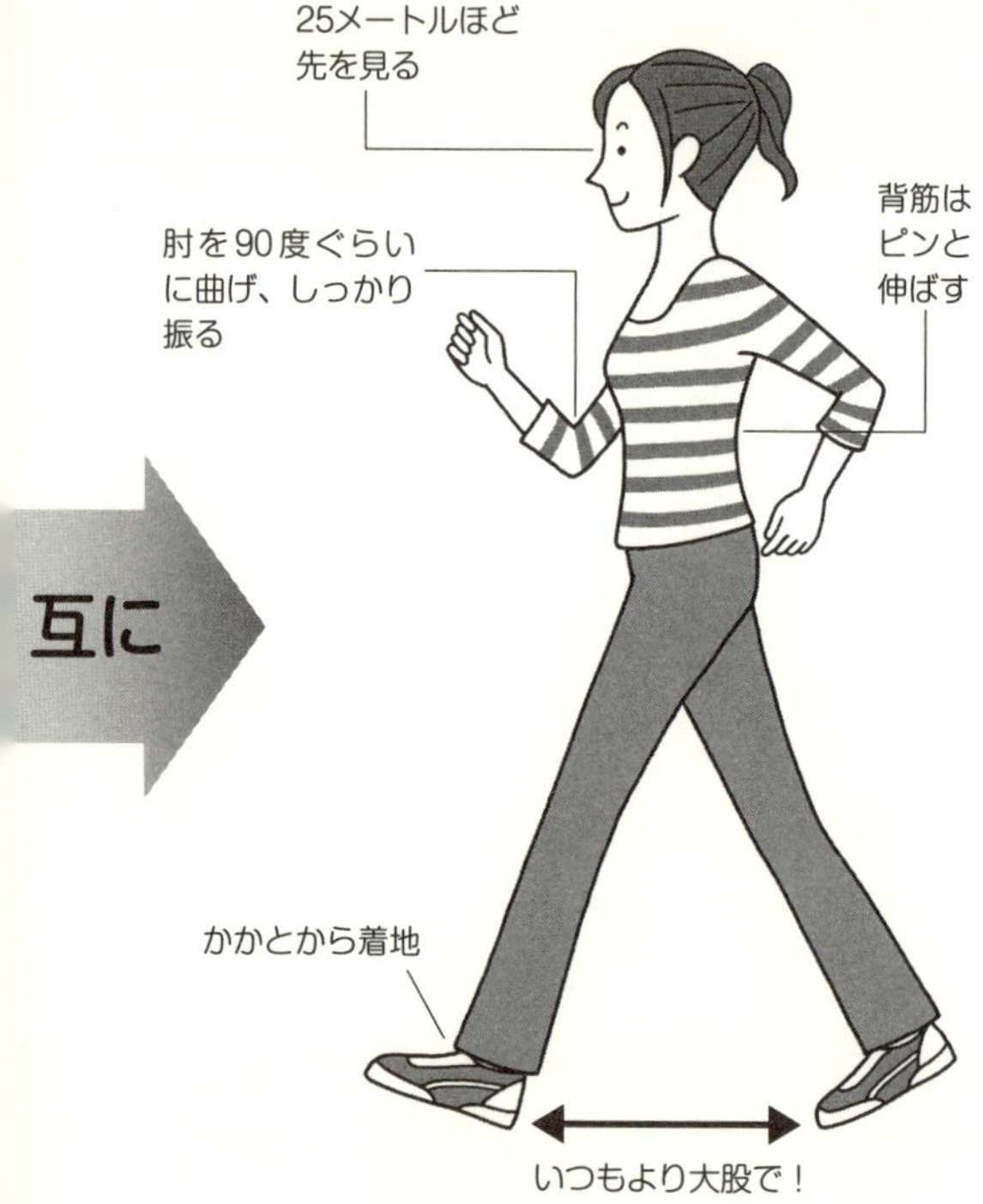
25メートルほど
先を見る
背筋は
ピンと
伸ばす
肘を90度ぐらい
に曲げ、しっかり
振る
互に
かかとから着地
いつもより大股で！

全身を使うつもりで、しっかり腕を振り、大きな歩幅で歩く。手を握ると肩に余計な力が入ってしまうので、手は軽く握るか、自然に開いた状態がベスト。

リラックスして

ゆっくり歩き

3分間

5回×

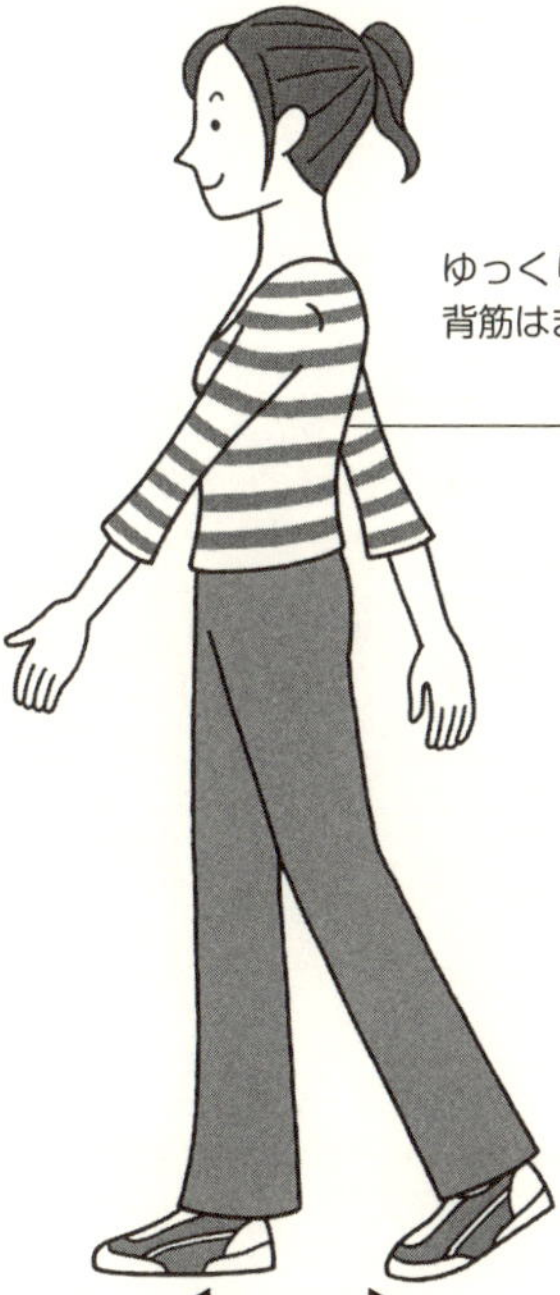
ゆっくり歩きでも、
背筋はまっすぐ
いつもの歩幅で

リラックスタイムのゆっくり歩きでは、背筋を伸ばすことだけ意識すればOK。汗をふいたり、水分補給をしたりするなど、次の速歩きに備えながらゆっくり歩こう。

交

「週に1回」でも、必ず体が変わる!

「確かにやり方は簡単だけど、週に4日も歩く時間はとれない」

もしかすると、そう思われた方もいらっしゃるかもしれません。

実は、筋トレウォーキングでは「速歩き3分間」「ゆっくり歩き3分間」「1日30分」といった時間を厳密に守る必要はありません。

先ほどご紹介した、基本の筋トレウォーキングの時間は、あくまで基準。

筋トレウォーキングを日々の生活の中で無理なく続けていくために、最もやりやすい時間設定としてご提案した、大まかなガイドラインだと思ってください。

これまでの私たちの研究の中で、1週間のうちに合計で「120分以上の筋トレウォーキング」ができれば、確実に効果がでることがわかっています。

つまり、1日30分間の筋トレウォーキングを週4日やった場合も、1日60分間の筋トレウォーキングを週2日だけやった場合も、効果はまったく同じなのです。

また、「速歩き3分間」「ゆっくり歩き3分間」というのも基準となるガイドラインですので、3分間速歩きを続けるのがつらかったら、1～2分に短縮しても問題はありません。

反対に体力に自信のある方は、速歩きを5分間や10分間、無理をしない程度の時間続けていただき、ゆっくり歩きを同程度行う歩き方でもかまいません。ただ、速歩きをして疲れたなと感じたら、無理をせず、すぐにゆっくり歩きへと切り替えること。極端に無理をして速歩きを続けても、体に余計な負担をかけるだけなので、絶対にやめましょう。


このように筋トレウォーキングは、自分のスケジュールや体力に合わせて、運動

時間をバリエーション豊かに変えることができる画期的なウォーキング法です。このやり方であれば時間がない方でも、無理なく続けられるはずです。

より具体的にイメージしていただくために、筋トレウォーキングを生活の中にうまく取り入れる例を挙げてみましょう。

・平日が仕事や用事で忙しい場合は、土・日に1時間ずつ歩く
・通勤や昼休みなどのすき間時間を活用したいという場合は、10分間の筋トレウォーキングを朝、昼、晩、週4日行う
・気晴らしもかねて1週間に1日、基本の筋トレウォーキングを2時間行う

いかがですか。「ウォーキング120分」というと、少し長く感じるかもしれませんが、1週間という単位の中で考えると、120分ぐらいの時間はなんとかやりくりして続けられるような気になりませんか。

もちろん、時間がじゅうぶんにとれる方であれば、週4日、基本のプログラムをしっかりこなしてみることをおすすめします。筋トレウォーキングを定期的に行うことで、生活リズムも整ってくることが感じられるはずです。

ただ、忙しくてどうやっても運動の時間をつくれないこともありますよね。

一番大切なことは、1週間に120分歩けなかったからといって、筋トレウォーキング自体をやめてしまわないことです。第1章でもお話ししましたが、運動せずに普通に生活をしているだけでは、急流に流されるように急速に老化が進んでいってしまいます。

短い時間であっても、週120分に満たなくても、とにかくやり続けることが大切です。やめてしまえばそこで終わりですが、小さなステップでも続けていくことで、必ず筋力と持久力はついてきます。

週120分以上を目標に、筋トレウォーキングを楽しむ生活をはじめましょう。

たったこれだけ！
歩き方2つのポイント

ここまで「合計時間、週に120分以上を目標に」と、筋トレウォーキングについてお伝えしてきましたが、もちろん、ただやみくもに筋トレウォーキングを120分間すればいいというわけではありません。

きちんと効果をだすためには、次の2つのポイントを押さえることが重要です。

筋トレウォーキング　2つのポイント

1．速歩きのときは「ややきつい」ペースで、ゆっくり歩きのときは「リラックスして」歩くこと。

2. 速歩きのときは大股で、ゆっくり歩きのときは普通の歩幅で歩くこと。

章の冒頭でもお伝えしましたが、1つ目のポイント「ややきついと感じるペースでの速歩き」に関しては、「ややきついペースがわからない」という方もいるでしょう。

ややきついと感じる速度は、個人個人の体力によって異なります。そこでおすすめするのが、実際に公園などを歩いてみて自分のややきついペースを実感してみることです。

まず、自分自身が楽だと感じるゆっくりした速度でウォーキングをはじめ、そこから徐々にペースを速めていってみてください。**歩いていて息が上がってくる速度があるはずです。それが、あなたの「ややきついペース」。**そのまま歩いていると、汗ばんでくるくらいのペースです。

歩く速度は人それぞれですので、自分の主観でややきついと感じるペースで歩ければ問題ありません。
対してゆっくり歩きのときは、リラックスして歩くことが大切。乳酸が体から抜けていく様子をイメージしながら、体の各部分を伸ばすように歩きましょう。

2つ目に関しては、「速歩きのときは大股で歩く」ということが要《かなめ》になります。

第1章でもお伝えしましたが、大股で歩くことで下肢筋肉を多く使うことができ、それが全身の代謝量の向上につながり、筋力・持久力を鍛えることになるのです。

普段歩いている歩幅よりもやや広めに足を踏みだし、サッサッサッとリズミカルに歩いてみましょう。次の点に注意すれば、自然と大股で歩くことができます。

- **背筋をシャキッと伸ばして胸を張る**
- **かかとから着地する**
- **肘は90度くらいに曲げて大きく振る**

細かな歩き方については後ほど説明しますが、とりあえずこの3つを意識して歩くことからはじめてみましょう。

頭の中で「イチニ、イチニ」と数えて歩いてみると、自然と足が前にでてテンポよく歩けるので、ペースがつかみにくい場合はおすすめです。

また、私の知っている方の中には、自分のテンポとぴったり合った音楽を聴きながら歩いている人もいます。1曲はだいたい3分ほどなので、1曲音楽が終わったら歩き方を切り替えれば、いちいち時計を見なくて済みますし、好きな音楽に合わせて楽しくウォーキングを続けられそうですね。

見た目も中身も若返る！筋トレウォーキング式歩き方の極意

筋トレウォーキングでは、速歩きのときに大股でサッサッと歩き、ゆっくり歩きのときはできるだけリラックスして歩くことが大切だとお伝えしました。

では、まず「大股で歩くためのコツ」を説明します。

コツの1つ目は、「背筋をシャキッと伸ばして胸を張って歩く」こと。

大股で歩くというと、気持ちが焦ってしまうのか、首を前に突きだし背中を丸めて歩く人がいますが、実はこれでは速く歩けません。

また、猫背になっていたり、背中が反り返っていたりすると、速く歩けないばかりか、余計な疲れや、膝や腰を痛める原因にもなりかねないので注意しましょう。

歩く前に一度、全身が映る鏡の前に横向きになって立ち、自分の姿勢をチェックしてみましょう。背筋は伸びていますか？　背中や腰が反り返っていませんか？　肩や首が前にでて猫背になっていないでしょうか？

背筋をまっすぐ伸ばすには次の方法がおすすめです。

まず、ハンドタオルを用意します。タオルの両端を両手で握ってピンと張り、頭の上に持ってきます。そのまま頭の後ろを通して、首のあたりまで下ろし、できるだけ肩甲骨を寄せます。肩の位置を変えないように意識して、両手をそっと下ろしましょう。どうですか。背筋がきれいに伸びて、胸も張っているのではないでしょうか。これが正しい立ち方です。

タオルがなければ、タオルを握っているようなイメージで先ほどの動きを行ってみましょう。思った以上に胸が張るので、いばっているように見られるのではと心配する方もいるかもしれませんが、逆に若々しく格好よく見えるはず。普段でもこ

背筋をまっすぐ立たせるには…

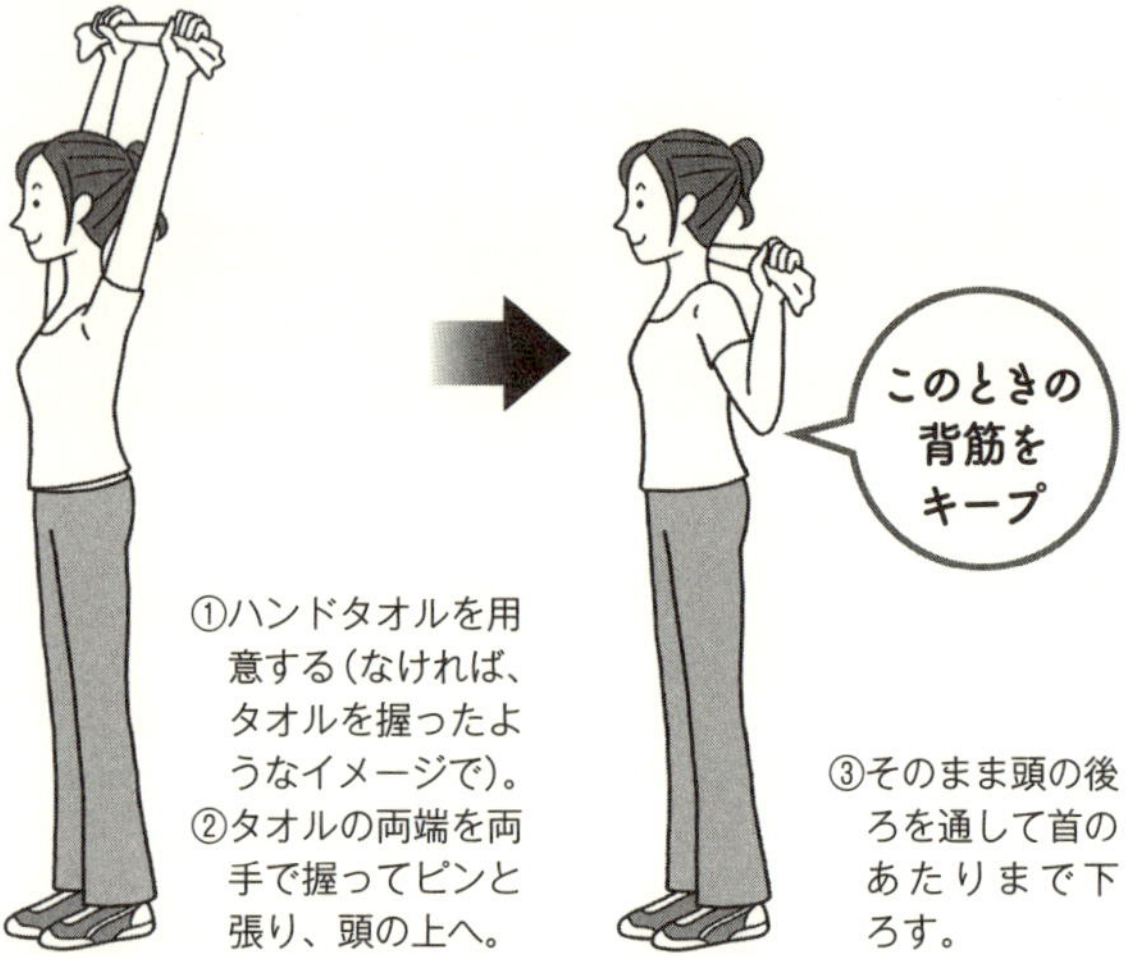
①ハンドタオルを用意する（なければ、タオルを握ったようなイメージで）。
②タオルの両端を両手で握ってピンと張り、頭の上へ。
このときの背筋をキープ
③そのまま頭の後ろを通して首のあたりまで下ろす。

こんな歩き方は NG です!!

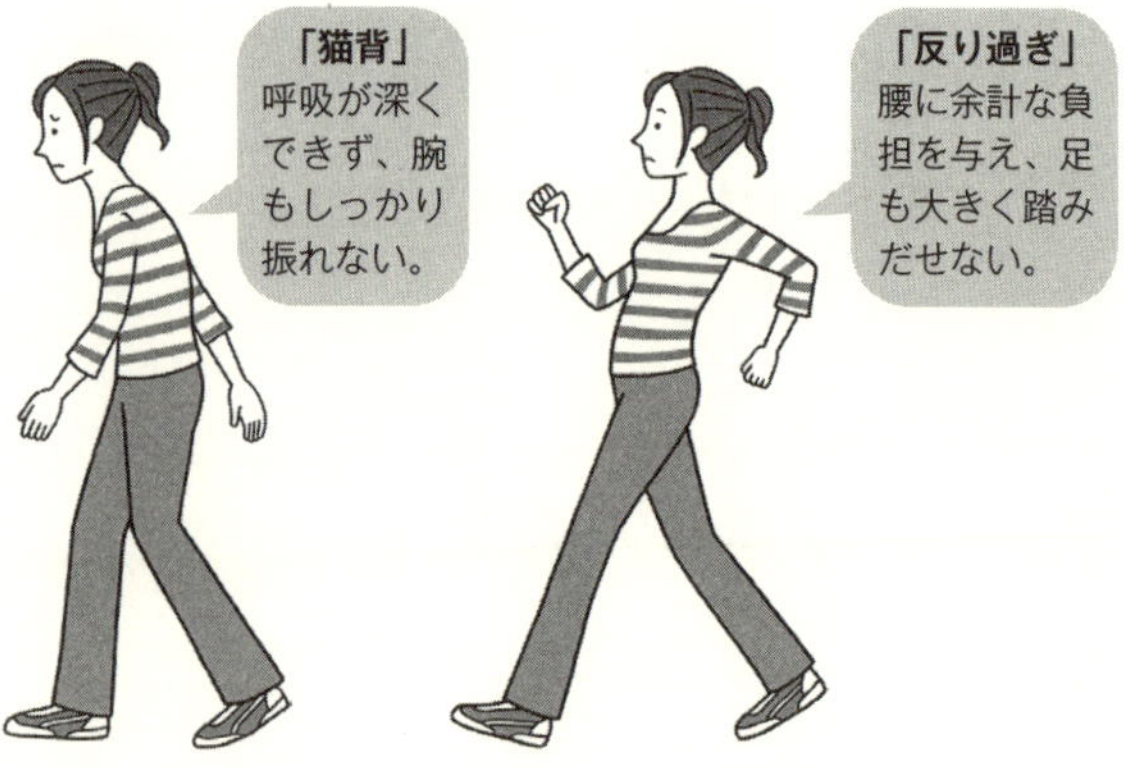
「猫背」
呼吸が深くできず、腕もしっかり振れない。
「反り過ぎ」
腰に余計な負担を与え、足も大きく踏みだせない。

の姿勢をキープするよう心がけてみてください。

次に、歩くときの目線ですが、前方25メートル先を見るように心がけましょう。こうすることで、速歩きに集中するあまり猫背になることを防ぎ、いつもまっすぐ背筋を伸ばして大股で歩くことができます。

腕は、肘を90度ぐらいに曲げ、後ろと前にしっかりと振りましょう。腕を大きく振ることで腰の回転が少なくなり、腰を痛めず歩くことができます。このとき、手はしっかり握らなくても大丈夫。手を強く握ると肩に余計な力が入ってしまいます。

最後に脚ですが、大股で踏みだしたら、つま先を上げてかかとから着地するよう意識してみましょう。かかとから着地しようと意識することによって、自然と大股で歩けます。このとき、体重移動をできるだけ早く行うと、かかとに過剰な衝撃がかかることを防ぐことができます。

かかとから着地する理由はもう1つあります。かかとからの着地を意識することで、足首を直角に曲げ、すね部分の筋肉を鍛えられるのです。つま先が階段の段差などにひっかかって起こるつまずきや転倒は、この筋肉の衰えが原因といわれていますから、ここを鍛えることで転倒予防もできるようになります。

大股で歩くためのコツをもう1度簡単にまとめると、①背筋をまっすぐ伸ばす　②25メートル先を見て歩く　③肘を90度程度に曲げ、腕を大きく振る　④かかとから着地する

となります。はじめからすべてのコツを押さえようとせず、できるところから焦らずはじめていきましょう。

では、次にゆっくり歩きのときの歩き方について。ゆっくり歩きは簡単です。**背筋を伸ばして、普段の歩幅で、リラックスして歩けばOK。**

ゆっくり歩きは、ウォーキング時間を長く継続させるために大切なリフレッシュタイム。上がった息を整えるよう、ゆったり歩きましょう。フォームは気にしなくていいのですが、背筋だけはピンと伸ばすよう意識してみてください。

運動効果がグッと高まる！20秒間ストレッチ

他の多くの運動と同様、筋トレウォーキングをはじめる前には、ストレッチを行うことをおすすめします。

ウォーキング前にストレッチを行うと、体がよく伸びて筋肉が動きやすくなり、大股で速く歩くことができるので運動効果が格段に上がります。また、中高年に多い肉離れや足首などのケガ、膝の痛みを防止することもできます。

ただ、

「通勤時間や昼休みなどに、人前でストレッチをするのは恥ずかしい」

「ストレッチの時間をとるのは、少し面倒だ」

という場合は、**筋トレウォーキングをはじめる前に、「大股でのブラブラ歩きを3〜5分ほど行うこと」をストレッチの代わりにしていただいてもかまいません。**

大股で大きく腕を振って歩き、全身の筋肉を動かし伸ばすことは、簡易的なストレッチの代わりになるのです。

ただし、3〜5分のブラブラ歩きをストレッチの代わりとして取り入れる際は、普通の歩幅で歩くのではなく、必ず大股で脚や腕をしっかり伸ばすようにして歩くことを意識してください。あくまでストレッチの代わりに歩いているということを忘れずに。

このブラブラ歩きは、運動後のクールダウンにも活用できます。筋トレウォーキングを終えるときも、大股でゆっくり3〜5分歩くことで、運動後のストレッチを省略することができるのです。

ただ、脚に故障がある方や、久しぶりの運動で体力に自信がない方は、これからご紹介する基本のストレッチを運動の前後に行ってください。

筋トレウォーキングでは、ややきつい速歩きを行うため、普通のウォーキングより体に若干負荷がかかります。時間がないときであっても、「ふくらはぎのストレッチ」だけでも行ったほうが、安心して運動に取り組むことができます。

また、ストレッチをせずに歩いたときは、何より無理をしないことが大切です。**健康のための運動で、体を壊してしまっては元も子もないので、できるだけ万全の対策をして筋トレウォーキングにのぞむようにしましょう。**

これからご紹介する基本のストレッチは、いくつ行ってもかまいません。いずれのストレッチも、反動をつけずに、ゆっくり10～20秒ほどかけて体を伸ばすのがポイントです。

ストレッチで気持ちよく体がほぐれたら、さっそく筋トレウォーキングをはじめましょう！

1
腕・肩・背中上部のストレッチ

①
肩幅に足を開く。

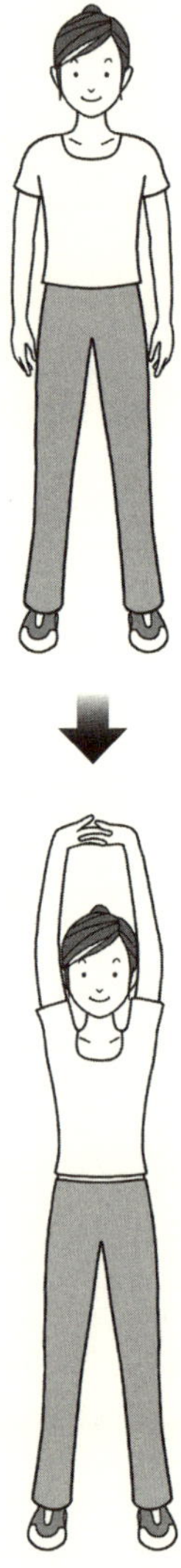

②
手のひらを上に向けたかたちで、頭の上で両手を組み、腕を少し後ろに引き、腕、背中をしっかり伸ばす。

2
股関節・太もも内側のストレッチ

①
肩幅よりも広く足を開く。

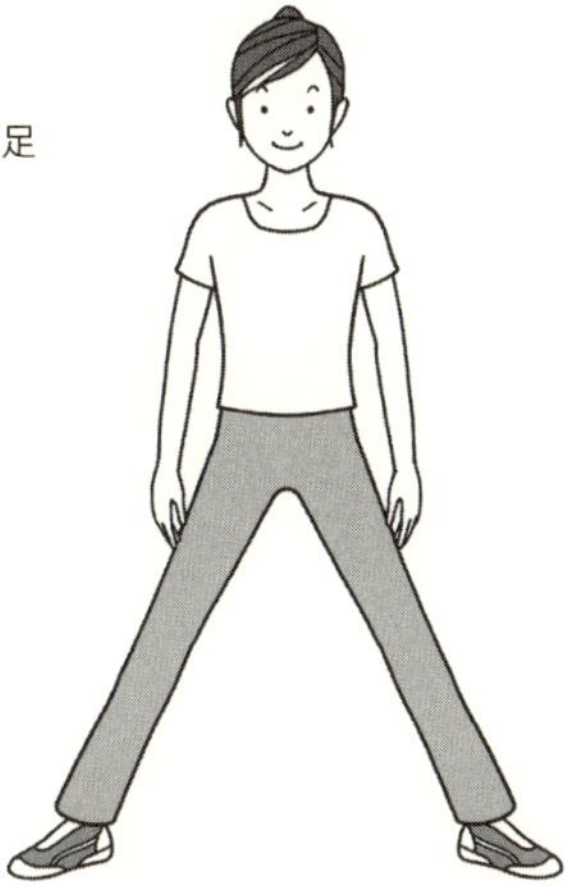

②
膝をゆっくり曲げ、膝より少し上に両手をそれぞれそえる。

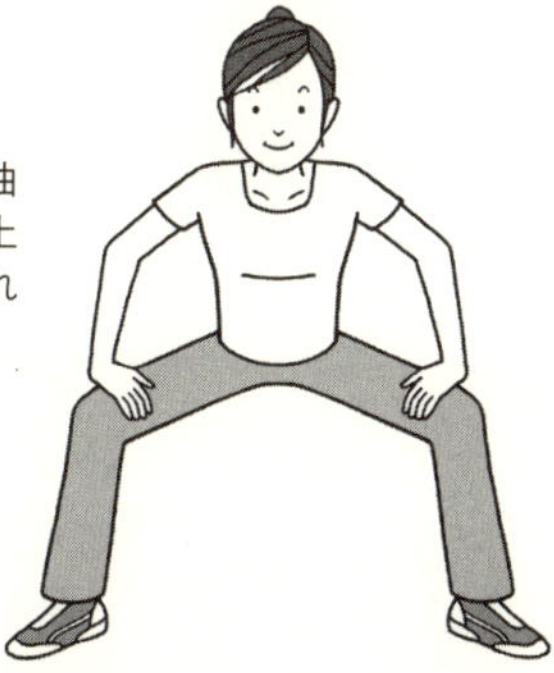

③
そのままゆっくり腰を落とし、張りを感じるポイントまで太ももの内側を伸ばしていく。

3 股関節・肩・腰のストレッチ

①
97 ページ【2】の股関節・太もも内側のストレッチをした状態で、左肩を前に押しだす。

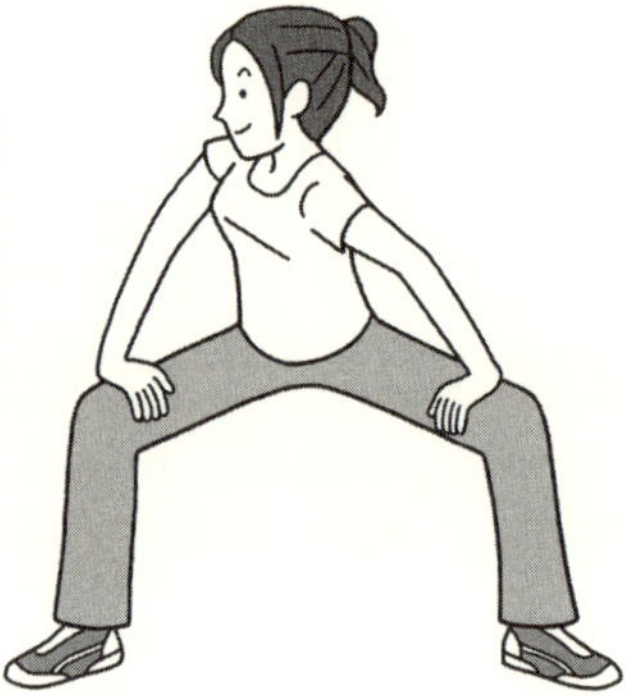

②
左手で左膝を外側へ押しだすようにしながら、上体を右のほうへひねる。

③
反対側も同様に行う。

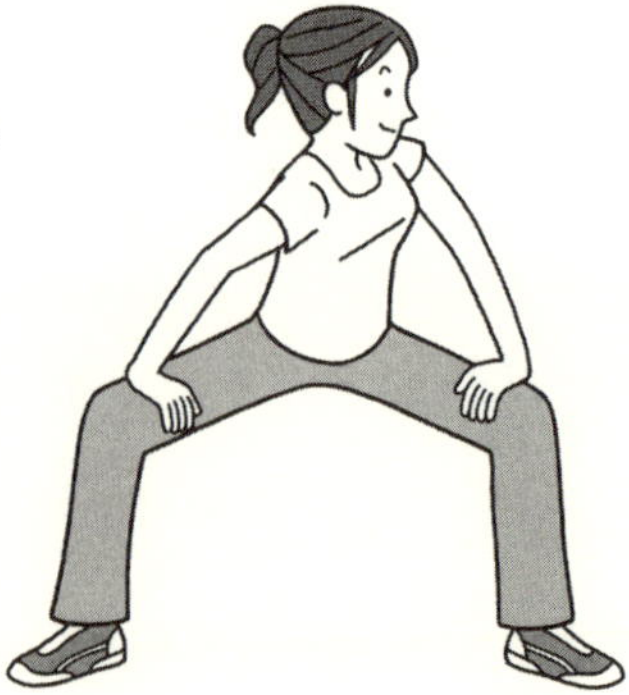

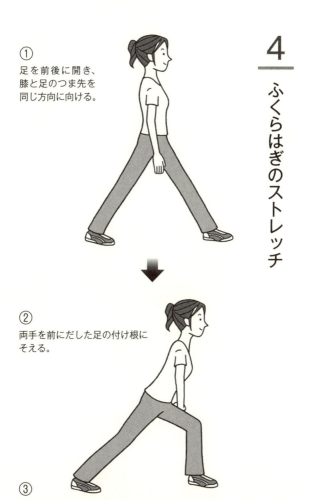

4 ふくらはぎのストレッチ

①
足を前後に開き、
膝と足のつま先を
同じ方向に向ける。

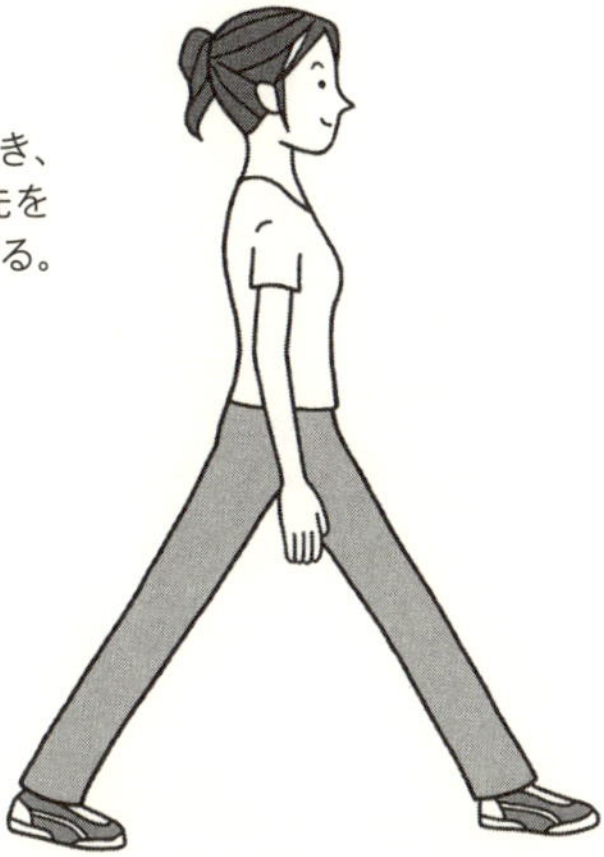

②
両手を前にだした足の付け根に
そえる。

③
後ろの足のかかとが地面からはなれないようにしながら、上体を前へ押しだし、前にだした足の膝をゆっくり曲げる。後ろの足のふくらはぎ部分を伸ばす。

④
反対側も同様に行う。

5 太ももの表側のストレッチ

①

右手でイスや手すりなどをつかむ。左脚を後ろに曲げ、左手で足の甲を持つ。

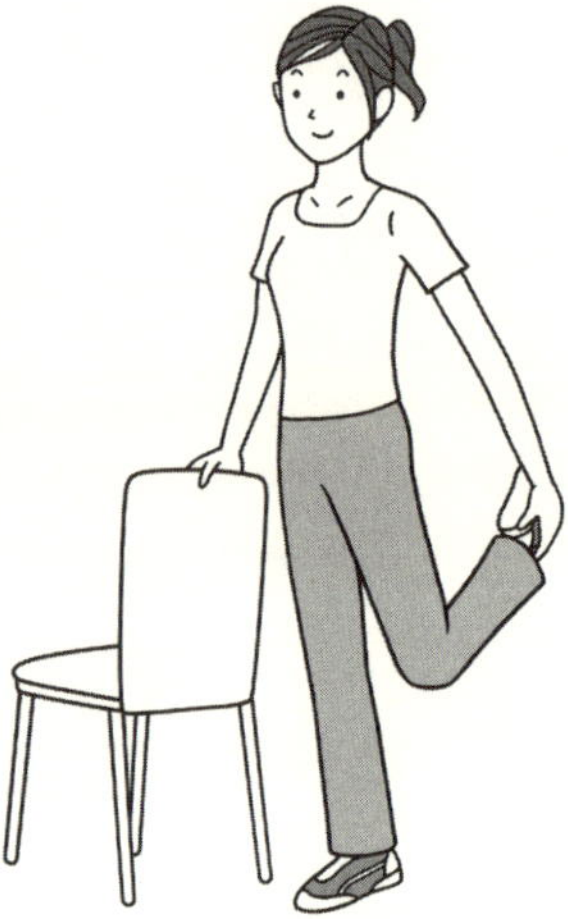

②

背筋を伸ばし、左足のかかとをお尻のほうへ引き寄せる。

③

上体が前のめりにならないように、また、腰が反り返らないように注意して、左足の太ももを伸ばす。

④

反対側も同様に行う。

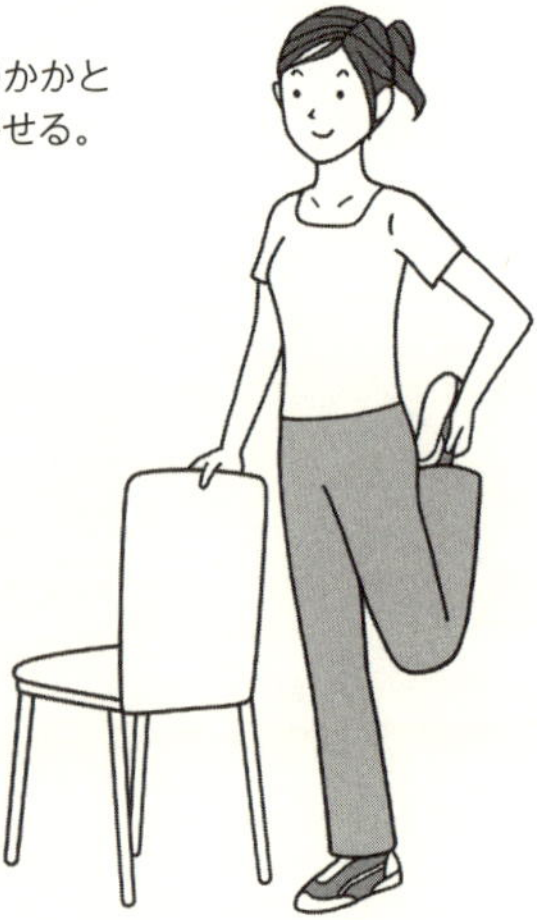

毎日が「寝たきり予防の運動時間」になる！

速歩きとゆっくり歩きを交互に行う筋トレウォーキング。

歩くペースを変えるだけで、持久力はもちろん、筋力も一緒にアップできる他にはない特別な運動法です。

繰り返しになってしまいますが、筋トレウォーキングの大きなポイントは「歩くだけでできる」ということ。特別な体操も、筋トレもいりません。

私たちの生活は歩くことで支えられているといっても過言ではないでしょう。

「本当？」と思ったあなた。１日を振り返ってみましょう。当たり前かもしれませんが、まったく歩かずに1日過ごすことはなかなかできないはずです。

朝起きて、洗面所まで歩いていき顔を洗う。その後、朝食を食べ身支度をして家をでて、駅まで歩く。駅から仕事や用事のために目的地まで歩いていく……。

筋トレウォーキングでは、日々の生活において必ず行う「歩く」という動作を、いつもと少し変えることで、簡単に筋力・持久力アップのトレーニングを行うことができます。生活の中の動作を変えるだけでできる、他の運動にはない「手軽さ」「やりやすさ」があるため、これまで運動を続けられなかった方でも、くじけることなく、何年も継続していただけるのです。

ここでは、筋トレウォーキングを毎日の生活の中に取り入れる方法、筋トレウォーキングをもっと楽しむ方法をいくつかご紹介します。

ぜひ参考にしてみてください。

買い物時間を利用しよう！

スーパーやコンビニなど、ちょっとそこまで行くときこそ、筋トレウォーキングに最適の時間です。

もし、いつも自転車でスーパーへ行っているようであれば、リュックサックを背負って、筋トレウォーキングをしながら行ってみるようにしましょう。買い物をした荷物をリュックサックに入れれば、帰りも筋トレウォーキングを行うことができます。荷物の入った重いリュックサックを背負えば、そのぶん負荷がかかり、運動量を増やすこともできます。肩や背中が痛くてリュックサックを背負えない場合は、斜めがけのバッグでもかまいません。

この方法は「歩いてスーパーに行くと余計な時間がかかる」と思った方にこそ実践してほしいものです。

後ほど詳しくお話ししますが、筋トレウォーキングには「頭をスッキリさせる」効果があります。そのため、筋トレウォーキングを行うことで、その後の用事や家事をテンポよくこなせるようになり、結果として自由な時間をつくりだすことができるのです。

健康になって、自分の時間を増やせるとしたらこんなにいいことはないはず。ぜひ、いつものスーパーへの道をトレーニングの時間に変えてみてください。

散歩時間を利用しよう!

犬の散歩や朝の散歩が日課の方であれば、その時間を生かさない手はありません。せっかくの散歩の時間、だらだら歩いていてはもったいないので、ご自宅のワンちゃんにも筋トレウォーキングにつき合ってもらいましょう。

もちろん大股で歩くことは大切ですが、リードを持っている手を振り過ぎることは控えてくださいね。

コマ切れ時間を活用しよう！

基本の筋トレウォーキングは「速歩き3分間」「ゆっくり歩き3分間」ですが、もっと短縮して「1分間」「1分間」にしてもかまいません。

会社や家から歩いて2、3分で行ける場所に用事があるときは、短い時間であっても、筋トレウォーキングを行ってみましょう。2、3分の間でも「速歩き」と「ゆっくり歩き」を交互に行うことで必ず効果が得られます。

通勤時間を利用しよう！

通勤時間は恰好の筋トレウォーキングタイムです。家と駅、駅と職場の間の往復を歩けば、かなりの時間を運動にあてることができるでしょう。

通勤時にウォーキングを行うときですが、靴はウォーキングに適したクッション性が高く自分の足にフィットするものを履くことが大切です。女性の場合、ハイヒールでウォーキングをすると足首を捻挫する恐れがあるのでやめましょう。

最近では、革製の見た目にもおしゃれなウォーキングシューズが売られているので、ぜひ探してみてください。

かばんは両手が使えるリュックサックが理想ですが、斜めがけのできるかばんでもＯＫ。大股で歩きにくくなるので、どうしてもというとき以外はできる限り、手に荷物を持たないほうがよいでしょう。

「街中で大股で歩くのは恥ずかしい」という方もいらっしゃいますが、とんでもありません！　以前、ニューヨークのオフィス街で、ミンクのコートをさらりと羽織り、ショルダーバッグを斜めにかけ、背筋をすっと伸ばしてスニーカーでさっそうと歩く女性を見かけましたが、非常に美しくはつらつとした印象を受けました。

彼女に限らず、大股でサッサッと風をきって歩く人は、歩き方のせいか年齢より若く見えることが多いように感じます。

ウォーキングは頭をスッキリさせる効果もあるので、通勤時に行えば仕事にも集中できるはず。ぜひ仕事の前後に筋トレウォーキングを取り入れてください。

昼休みを利用しよう！

働いている人のお昼休憩は、だいたい1時間でしょう。

この時間も筋トレウォーキングを行うチャンスタイム。会社の近くのレストランではなく、10分ほどかけて、いつもと違うレストランに行ってみてはどうでしょう。もちろん、この10分で筋トレウォーキングを行うこと。

お昼ご飯を食べる前に筋トレウォーキングを行えば、お腹がほどよく減って、よりおいしくご飯をいただくことができるはずです。

食後の腹ごなしとして、昼食の後に公園や広い道をウォーキングしてみるのもおすすめです。ウォーキングをすることで、リラックスモードから頭が切り替わり、午後の仕事にも集中して取り組むことができるでしょう。

カフェやランチを楽しむために歩こう！

外にでること、歩くこと自体が億劫になってしまったときには、「お楽しみ」を設定することをおすすめします。たとえば、ウォーキングの後、お気に入りのカフェでお茶をしたり、レストランでランチを楽しんだりするのです。

歩いた後に食べてしまっては意味がないのでは……と思うかもしれませんが、きちんと運動をしているので、毎日でなければ問題ありません。

その他にも、近所に住む孫の顔を見るため、友人とおしゃべりをするため、という「ごほうび」もいいですね。何か自分を喜ばせることを設定することで、くじけそうなときでも楽しくウォーキングを続けられるはずです。

時計やタイマーを使わない3分間の計り方とは

3分間を計測するには、腕時計やストップウォッチを活用するといいとお伝えしましたが、腕時計をチラチラ見るのがわずらわしい、ストップウォッチの音が気になるという方もいると思います。

そういった場合は、自分のテンポに合った音楽を聴きながら歩くことをおすすめします。1曲はだいたい3分くらいで終わるので、よい時間の目安になります。

新発見に出合う小旅行にでるつもりで

筋トレウォーキングに慣れてきたら、意識してルートを変えてみましょう。いつもと違う道を歩くと、意外なところに素敵なお店や公園があるのを知ったり、近道を見つけたりできます。「新しいことを発見しよう！」と思いながら歩けば、筋トレウォーキングをより楽しく続けることができるでしょう。

また、同じルートであっても、季節の移り変わりによって道の表情は大きく変わります。通り沿いの街路樹の姿、風の感覚、季節の花や緑の香り……など、五感を通して入ってくるさまざまな情報を楽しみ、味わうつもりで歩いてみましょう。

どうでしょう。これなら1日の中のどこかのタイミングで、ウォーキングをする時間をつくり、継続していけると思っていただけたのではないでしょうか。

運動は継続できなければ意味がないので、忙しくて時間がとれない方はここで紹介した方法を使い、筋トレウォーキングに取り組んでいきましょう。

ただ、やはり**一番効果がでるのは、「集中してウォーキングを行ったとき」です。**

そのため、できる限り筋トレウォーキングのための時間をとり、自分の体に向き合う気持ちで、ウォーキングを行いましょう。

〝歩くぞ!〟と決意すること、集中して歩いた後の〝歩いた!〟〝やった!〟という達成感を味わうことは、ウォーキングの継続にもつながります。

また、筋トレウォーキングを行うと体の代謝が活性化し、体内時計も整います。

結果、生活のリズムも整ってくるので、定期的に筋トレウォーキングを行えば、時間に追われるのではなく、時間をうまく管理し、これまでより自分の時間を増やすこともできるようになるのです。

筋トレウォーキングは、自分の体を老化から守るための貴重な時間、また気分転換のための大切な時間だと思い、集中して取り組んでいきましょう。

3つのコツさえ押さえれば、ウォーキングは誰でも継続できる

「歩き方を少し変えるだけで、体がみるみる若返っていく」

非常に画期的な筋トレウォーキングですが、継続しないと効果は期待できません。

そうはいっても、1つのことを続けるのは難しいものですよね。

「やろう！」と決意しても三日坊主になってしまうことは、少なくありません。

先にも述べましたが、私は長野県で20年近く、5400名以上の方に筋トレウォーキングを指導してきました。その中でも大きな壁となったのが、やはり「ウォーキングを継続すること」です。

どうすれば多くの方に筋トレウォーキングを続けていただけるか考え、たどり着

いた継続のコツが3つあるので、ここで紹介します。このコツは、何か他の事に取り組むときにも活用できると思いますので、ぜひ覚えておいてください。

筋トレウォーキング　継続のコツ

1. 記録する（自己比較）
2. ライバルを見つける（他者比較）
3. 結果を見せる（コミュニティ）

1つ目の「記録する」とは、文字通り、筋トレウォーキングの記録をとってみることです。たとえば、コースを1つ決め、そこを歩くのにかかった時間を書き記しておきます。歩くたびにきちんと記録をとっていけば、その積み重ねが自分の自信にもつながりますし、だんだんとタイムが短縮されているのがわかれば、「明日はさらに短くできるはず！」と、モチベーションを高めることができます。昨日の自分と今日の自分を比較し、そこに変化や進歩を見ることで、気持ちを鼓舞させ、運動を継続することができるようになるのです。

2つ目の「ライバルを見つける」は、よい競争相手を見つけ、その人に負けないように筋トレウォーキングに取り組むことです。

もし、身近にウォーキングをしている人がいなかったら、ダンスやテニスなど他のことに打ち込んでいる同世代の人をよきライバルとして見る、という方法もあるでしょう。

「あの人だって頑張っているのだから」「あの人には負けたくない」という気持ちは、心の内からメラメラと燃えるようなやる気を奮い立たせます。「よし、私も負けないぞ！」という気持ちを持つことで、くじけそうなときも筋トレウォーキングに取り組むことができるはずです。

3つ目の「結果を見せる」というのは、自分のウォーキングの成果を見せる場所をつくることです。誰しも自分の努力の成果を認めてもらえるのはうれしいもの。

「頑張ってるね！」と、言ってもらえるような場所を持つことで、ウォーキングを続けることができます。

筋トレウォーキングをはじめるときに、友人でも家族でも、一緒にウォーキングに取り組む仲間をつくることができれば一番です。仲間がいれば、励まし合い、お互いの成果を確認し合いながら、ウォーキングを継続することができるでしょう。

また、ウォーキングの成果をインターネット上のブログなどに、書き記すこともおすすめです。自分の頑張りを誰かに認めてもらうことが、運動継続のモチベーションになるのはもちろん、「ウォーキングをはじめたこと」をなんらかのかたちで、宣言することで、簡単にやめるのが恥ずかしくなり、運動を継続できます。

3つのコツを活用すれば、筋トレウォーキングを習慣にすることができるはず。継続は力なり。コツを活用し、ウォーキングに取り組んでいきましょう。

負担を減らして、効果は2倍！いいことずくめの「水中筋トレウォーキング」

さて、ここまで筋トレウォーキングの基本的な歩き方、生活の中での実践法についてお伝えしてきました。いつでもはじめられ、生活の中に取り入れることもできる筋トレウォーキング。ここまで読んでくださった方であれば、すでに何度か筋トレウォーキングを実践し、「脚や下半身の血行がよくなり、ぽかぽかするようになった」「以前より代謝がよくなり、汗をかきやすくなった」など、その効果をじゅうぶんに実感してくださっている方も多いと思います。

ここからは少し上級編です。筋トレウォーキングの効果をより高め、さらに楽しんで歩くための「筋トレウォーキングの応用法」をお伝えしていきます。

普通の筋トレウォーキングに飽きてしまったときや、もっとステップアップしたいときに、ぜひ取り入れてみてください。

まず、おすすめするのが「水中での筋トレウォーキング」です。

やり方は陸上と同じ。温水プールなど冷た過ぎない水に胸下まで漬かり、ややきついと感じる速歩きとゆっくり歩きを交互に行えばOKです。

水中筋トレウォーキングは、体にかかる余計な負担や疲れを減らしながら、陸上での筋トレウォーキングの約2倍の運動効果を得ることができます。

いつもより疲れず安全にウォーキングができて、運動効果が倍になる――。矛盾しているようですが、これが実現できるのは水の「浮力」と「抵抗・水圧」のおかげです。

水の中では浮力が働くため、体重は陸上の約10分の1程度になります。水の中に入ると、体がいつもより軽くなったような感じになりませんか？ これは浮力の力です。

水の浮力は体をやさしく包むクッションのような役割をしてくれるので、足を地面に着けたときの関節への衝撃度を、陸上に比べ大幅に減らしてくれます。そのため、膝に痛みがある方でも膝に負担をかけることなく、楽に歩くことができるのです。膝が痛いから歩くのを諦めていたという方は、水中での筋トレウォーキングからはじめてみるとよいでしょう。

さらに、水の中では、水の抵抗が発生します。水の中で歩くと、陸上で歩くときよりも大きな抵抗を感じますよね。これは、水の重さが空気の約1000倍あるから。この抵抗のおかげで、陸上を歩くときより負荷をかけることができ、運動効率が上がります。陸上でのウォーキングの場合、体が10歳若返り、生活習慣病の数値が下がるまでには、5ヶ月ほどかかりますが、水中のウォーキングではその約半分以下の2ヶ月ほどで効果を実感することができるのです。

また水の中で歩くと、水圧によって普段は重力のために下半身にたまりがちな血液が押し上げられ、心臓へ戻る血液の量がぐんと増えます。全身に血液を送る役目をしている心臓へ血液が戻ってくると、手足などの末梢《まっしょう》血管にも血液がしっかり行きわたるようになります。血液は、酸素や栄養、ホルモンなど体に必要なものを運ぶ役目をしているので、この血液の巡りがよくなると、必然的に体調もよくなるのです。

さらに、第1章でお話ししたとおり、血液にのってじゅうぶんな量の酸素が筋肉に運ばれることになるので、「筋肉を動かすエネルギー」を効率よく生みだすことができ、疲れや筋肉痛の原因となる乳酸ができにくくなります。

どうでしょうか。これが、運動効果は2倍、安全で疲れや筋肉痛知らずの「水中筋トレウォーキング」のメカニズムです。

この他にも、水中での筋トレウォーキングには、プラスアルファのうれしい効果がたくさんあります。

まず、**高いリラックス効果を得られること。**プールや海など、水の中にぽっかり浮かんでいる状況を思い浮かべてみてください。とても心地よい感覚になりませんか。これは精神的なものだけでなく、体が重力から解放され、全身の筋肉がゆるむから。こわばった筋肉がほぐれることで、肩こりなどもすっと治っていきます。

また、**水中筋トレウォーキングには、膝にたまった水を抜いたり、体のむくみをとったりするなどの「体の中の余計な水を抜く」効果があります。**

先ほど、水圧で全身の血流がよくなることはお話ししましたね。心臓に、末梢血管からたくさんの血液が戻ってくると「体に血液がたくさんある」と感じた腎臓が、尿を多くだすように働きはじめます。この結果、いつもより尿の量が増え、体の中の水分が一時的に少なくなって体内の血液が濃縮され、血液中にあるアルブミンというタンパク質の濃度が濃くなります。すると、アルブミンの濃度を一定にしようとして、血液は体のさまざまな部分から血管に水を取り込もうとするのです。

この作用によって、膝にたまっていた水が抜けたり、むくみの原因となる余分な水分が抜け、体をすっきり軽くさせることができるのです。

関節にたまる水に悩まされ、注射器で水を抜いている方は、ぜひ、水中での筋トレウォーキングを試してみてください。

ここまで読んでくださった方の中には、「泳いでも同じ効果が得られるのでは?」と、思われた方もいるかと思いますが、それは違います。

泳ぐことでも、もちろん運動効果は得られますが、泳ぐのは歩くのに比べて、体にじゅうぶんな抵抗や水圧をかけることができません。水の抵抗を体全体で受けながら歩くからこそ、水圧の力で「血流がよくなる」「余計な水が体から抜ける」などの効果を得ることができるのです。

会社への行き帰りの道や、家の近くに温水プールがある方は、ぜひ、いいことずくめの水中での筋トレウォーキングを楽しんでみてください。

若返りへの近道！坂道での筋トレウォーキング

次にご紹介するのは、「坂道での筋トレウォーキング」です。

大股で速歩きをするというのは、簡単そうに見えて意外と技術を要します。腕を大きく振る、かかとから着地する……、慣れないうちはフォームにばかり気をとられて上手に歩けないかもしれません。そんなときにこそ取り入れてほしいのが、坂道での筋トレウォーキングです。

坂道を歩くと、平らな道を歩くときよりずっと疲れますよね。急な坂であれば、上りきったときに息が切れることも少なくありません。

坂道での筋トレウォーキングでは、坂が生みだす自然の傾斜によって、体に負荷をかけることができるため、平坦な道よりも簡単に「ややきつい状態で歩くこと」ができます。つまり、**平らな道で歩くときのように、大股で思いきり速歩きをしなくても、坂道を心持ち速歩きで歩くだけで「大股で行うややきつい速歩き」と同程度の運動効果を得ることができるのです。**

とはいっても、急な坂道ではきつくて途中でばててしまったり、歩くのが嫌になったりしてしまうので、できる限りゆるやかな坂道を選ぶとよいでしょう。

おすすめなのは、川の土手や川沿いの道。普段は気づきませんが、川は上流に向かって非常にゆるやかな傾斜を持っています。

上流に向かって、川沿いの道を「少し速歩き」と「ゆっくり歩き」で交互に歩くことで、基本の筋トレウォーキングと同程度の効果を得ることができるのです。

もし、体力に自信があるようでしたら、普通の筋トレウォーキングのときと同じペースで歩いてみましょう。より早く筋力・持久力をつけることができるはずです。

ただ、簡単に「ややきついレベルの運動」ができるということは、坂道での筋トレウォーキングはそれだけ体力を消耗しやすい運動であるともいえます。

川沿いなどの非常にゆるやかな坂道であれば、そこまで問題ないのですが、急な坂道などを歩く際は要注意。平らな道より足場が安定しにくいので、雨の日や体調がすぐれない場合は避けたほうがよいでしょう。

また、上りよりも下りのほうが、膝や腰など関節にかかる負担が大きくなるので、上り坂で筋トレウォーキングをしたら、帰り道の下り坂ではゆっくり歩いて帰ってくるようにしてください。

こんなときはどうする!? 筋トレウォーキングQ&A

Q：ウォーキングに最適な服装は?

1日30分程度の筋トレウォーキングであれば、季節に合わせた動きやすい格好で取り組んでいただいて問題ありません。ただ、もしきちんとしたスポーツウェアをそろえたいという場合であれば、通気性がよく、速乾性のあるものを選ぶようにしましょう。素材はポリエステルなどの化繊がおすすめです。

また、着ている洋服に関わらず、かいた汗をそのままにしておくと、汗で体が冷え風邪をひいてしまう可能性があるので、タオルなどでこまめにふくようにします。

夏は、熱中症や日射病を予防するために帽子をかぶるようにしましょう。

Q：久しぶりの運動で注意することは？

運動から長らくはなれていた方、久しぶりに運動をはじめる方であれば、焦らずゆっくり筋トレウォーキングに慣れていきましょう。

筋トレウォーキングは「1日、速歩き3分間＋ゆっくり歩き3分間を5セット、合計で30分」が基本といいましたが、はじめのうちは3～4セットのウォーキングでも問題ありません。

また、ウォーキングをする前にストレッチを行い、体をほぐすことも忘れずに。

Q：筋トレウォーキングの効果を増す「食べ物・飲み物」ってあるの？

筋トレウォーキングの後には、コップ1杯程度の牛乳をとりましょう。

ここで大切なのは、筋トレウォーキング終了後1時間以内に牛乳をとること。

そうすることで、運動による筋肉量アップ効果をより高めることができるのです。ややきつい運動を行うと、運動のためのエネルギーをつくりだそうとして、筋肉組織の活動が活発化します。

筋肉は運動によって傷んだ組織を修復しようと、タンパク質や糖質を普段より積極的に筋肉内に取り込むようになります。ややきつい運動後1時間は、タンパク質や糖質が、効率よく筋肉に吸収されていくのです。

その効率のいい1時間のうちに、タンパク質と糖質を併せ持った牛乳を飲むことで、筋肉を強化する栄養源をダイレクトに筋肉に取り込み、結果として筋肉量を効率的にアップさせることができるのです。

また、牛乳に含まれるタンパク質や糖質には、肝機能を向上させ、血液量を増加する効果もあります。血液量が増えると体温調節機能が改善されるので、汗をかきやすくなり、熱中症予防にも効果的です。

Q：どのくらい継続すれば効果がでるの？

最低でも2週間続けていただければ、効果を実感できるはずです。

これまでの長野県での健康増進事業の取り組みの中で、2週間継続した人の多くに「体重が1kg減った」など目に見えるうれしい効果がでたことが、報告されています。

また、私自身も2週間続けたあたりから、体重が減り、血圧がどんどん下がるという効果を実感できました。

2週間の継続といっても、筋トレウォーキングでは、毎日必ず歩く必要はないことは先にお伝えしましたね。1週間の間に合計で120分以上筋トレウォーキングができればよいので、2週間でトータル240分以上、つまり2週間のうち、4時間のウォーキングさえできれば、体重が1kg減るのです。

「2週間のうち、4時間だけ頑張れば結果がでる！」と考え、まずは2週間筋トレウォーキングを続けてみましょう。

Q：筋トレウォーキングに最適な時間帯はあるの？

ウォーキングに最も適した時間帯は、レイトアフタヌーン、つまり、夕方の4〜5時です。理由は2つ。1つ目は、朝からじゅうぶん体を動かしているので、エネルギー代謝や心肺機能の活動が活発になっていて、運動が効果的にできるから。2つ目は、1日の中で筋肉が一番ほぐれている時間帯なので、肉離れやアキレス腱の断裂といった事故が起こりづらいからです。

効果的に体を鍛えられ、安全に運動ができる「夕方」の時間を活用し、筋トレウォーキングに取り組みましょう。

Q：歩けば歩くほど効果はあるの？

筋トレウォーキングをはじめたばかりですと、張り切って歩き過ぎてしまうことがありますが、これは禁物。運動はやればやるほど体にいいと思われがちですが、1日の中で歩き過ぎると翌日に疲労を持ち越してしまう可能性もあるので、せいぜい1日2時間程度に抑えておくとよいでしょう。

過ぎたるは及ばざるがごとし。歩き過ぎて日常生活に支障がでたら、なんのための運動かわかりません。くれぐれも歩き過ぎには注意しましょう。

第4章

医者も薬も遠ざける！
筋トレウォーキングの効果

筋トレウォーキングさえすれば、体はここまで変化する！

ここまで筋トレウォーキングの実践法やその効果についてお伝えしてきました。

筋トレウォーキングが、筋力と持久力を一気にアップさせること、生活習慣病予防に効果を示すことが、おわかりいただけたかと思います。

実は、筋トレウォーキングによる「体へのプラスの効果」は、これだけにとどまりません。

頭と心をスッキリさせる、うつ傾向の改善、自律神経の乱れが整う、長年の痛みが緩和される、アンチエイジングにも効く……など、つらい体の悩みを改善したり、

若返りを果たしたりすることにも効果を発揮するのです。

本章では、そのような筋トレウォーキングによってもたらされる、体へのうれしい効果について紹介していきます。

手始めに、筋トレウォーキングによって得られる「体調の変化」を次のページにまとめました。これは、今までの約20年間の長野県松本市での健康増進事業の取り組みの中で、実際にウォーキングを体験してくださった方々の体の変化を元に作成された、実績に基づく表です。

継続期間ごとに、筋トレウォーキングで得られる効果をまとめてありますので、もし、筋トレウォーキングの継続にくじけそうになったときにも

「最低でも、ここまでは続けよう！」

と、奮起するための材料になるはず。ぜひ、参考にしてみてください。

継続期間ごとに上がる！筋トレウォーキングの効果

期間	効果
1日目	脚や下半身がぽかぽかして、スッキリ感じる。心地よい疲れを感じる。
1週間	汗をかきやすくなり、夏場は体が涼しく感じる。冬場は、体が温かく感じ、薄着で過ごすことができる。
2週間	肥満傾向の人は、体重が1kg程度減少しはじめる。
1ヶ月	以前より、歩くのが楽になる。「姿勢がよくなった」と周囲から言われる。夜間よく寝られるようになり、昼間の体調もよい。歩かない日は、体がシャキッとせず、一日中だるい感じがする。

2ヶ月	体が疲れにくくなり、食事の支度や買い物など家事のフットワークが軽くなる。
3ヶ月	風邪をひきにくくなる。うつうつする日が減る。腰や膝の痛みがとれてくる。
4ヶ月	肌にハリがでてくる。脚の格好がよくなる。お尻まわりの肉がとれ、ラインがすっきりする。
5ヶ月	筋力・持久力が10％向上し、高血圧、高血糖、肥満の症状が20％改善する。
1年	旅行や山登りなど、以前は体力に自信がなくて控えていたことも、挑戦できるようになる。

『さかえ』2014年5月号「インターバル速歩のススメ」
（公益社団法人　日本糖尿病協会）を元に作成

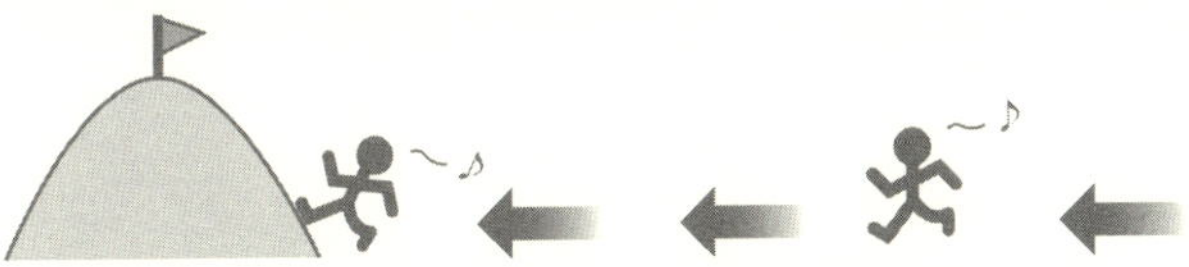

肩・膝・腰…長年のつらい痛みが和らぐ

年齢を重ねると足腰が弱ってきますが、特に年配の方では膝の痛みを抱えている方が少なくありません。

立ち上がったり、歩いたりするときに痛みが走ったり、正座やしゃがんだりすることが困難になったり、水がたまったり……膝の故障は日常生活に支障をきたす、とてもやっかいなものです。

膝が痛くなる原因はさまざまですが、体重が重過ぎてその負担に膝が耐えられなくなる、もしくはなんらかの原因で関節の動きが鈍くなるなどが、主な理由だと考えられます。

膝が痛いと、どうしても歩くことを避けてしまいたくなりますが、実は**歩くことで痛みを消したり、和らげたりすることができるのです。**

私たちの調査でも、軽度の慢性膝関節痛をわずらっている方に筋トレウォーキングを5ヶ月間続けてもらったところ、約半数の人が症状を改善させたという結果が得られました。

これは、速歩きとゆっくり歩きを交互に行うことで、関節を支える支持組織が強化されたことや、前をまっすぐ見て大きく腕を振ることで姿勢が正され、関節への負担が軽くなったことなどが改善の理由として考えられます。もちろん筋トレウォーキングによって、体重が減ったことも大きな要因でしょう。

膝に痛みがある方でも、かかとからゆっくり着地することを心がければ、意外にややきつい速歩きもすんなり行うことができます。

もし痛みがひどくて、道を歩くのはちょっとこわいなと思われる場合は、第3章で紹介した「水中筋トレウォーキング」からはじめてみましょう。

これでしたら、水の浮力で負担が軽減されるのでおすすめです。

また、筋トレウォーキングでは、膝だけでなく、腰の痛みも改善されます。

背筋をピンと伸ばして歩くことで、背骨まわりの筋肉が鍛えられ、神経への圧迫がなくなるからです。


筋トレウォーキングの「痛み消し」の効果はこれだけにとどまりません。

実は、**膝や腰だけに限らず、肩や首など直接歩行に関係しない部分の痛みも、筋トレウォーキングを行うことで和らぐのです。**

たとえば、首を痛めたり、足をケガしたりして体のどこかに痛みを持ってしまったとしましょう。そうすると人は誰でも、

「私は首を痛めている、痛い、痛い、痛い……いやだなぁ」

と強く思うはずです。

この「痛いなぁ、いやだなぁ」という強い気持ちが、痛みを生む原因になってい

るという考え方があります。

〝病は気から〟ではありませんが「痛いなぁ」というネガティブな気持ちが、首の痛みを強く意識させるのです。

ケガをしていて体に痛みを感じる部分があったとしても、面白いテレビを見ているときや、おしゃべりに夢中になっているとき、一瞬、痛みを忘れていた、という経験はありませんか？

筋トレウォーキングにも、この痛みを忘れさせる効果があります。ウォーキングに取り組むことで、歩くことに意識が集中され、その間痛みを忘れることができるのです。

また、痛みの原因が運動不足である場合には、実際に運動を行うことで体力を強化できるので、痛みの原因を根本から解決することもできます。

痛みには、気持ちも大きく関わります。無理は禁物ですが、とりあえず痛みを忘れるために歩いてみる、それだけで長年の痛みから解放されるかもしれません。

老けの原因「体の酸化」も防止する！

最近いたるところで耳にする「アンチエイジング」という言葉。

年をとることによって起こる老化の原因を抑制し、体の老化を予防したり、改善したりすることを指します。老化を予防できるとあれば、女性はもちろん、男性であっても気にならない方は少ないですよね。

筋トレウォーキングは、このアンチエイジングにも絶大な効果を発揮します。

老化の原因として注目されているものの1つに「体の酸化」があります。

酸化というとピンとこない方も多いかもしれませんが、金属が錆《さ》びていく様子を思い浮かべてください。体の酸化もこれと同様です。酸化は、過剰な「活性酸素」によって私たちの細胞などがダメージを受けて錆びていってしまう現象で、シワやシミ、動脈硬化などの老化現象を引き起こす原因として考えられています。

この活性酸素の発生には、第1章で登場したミトコンドリアが、大きく関わってきます。

わかりやすく考えるために、人の体を車にたとえてみましょう。

体が車の本体、ミトコンドリアがエンジン、食べ物と酸素がガソリンだと考えてみてください。

体を動かすとミトコンドリアはエネルギーを生みだすために、ガソリンを燃やしていきます。ガソリンが燃えると、排ガスが吐きだされますね。この排ガスが活性酸素です。エンジンであるミトコンドリアの機能が、老化や運動不足で衰えると、そこからでてくる排ガスも真っ黒な体に悪いものになり、細胞を傷つけてしまいます。

しかし、**運動を行うことによって、ミトコンドリア（エンジン）を元気にすると、活性酸素（真っ黒な排ガス）が発生しにくくなるのです。**

ミトコンドリアは活性酸素を生みだす一方で、ＳＯＤ（スーパー・オキシド・ディスムターゼ）という抗酸化酵素も備えています。そのため、ミトコンドリアが活性化した元気な状態であれば、このＳＯＤ酵素が有効に働き、活性酸素を除去してくれるのです。

適度な運動は体を健康にし、体の中を錆びさせない。

筋トレウォーキングはアンチエイジングにとっても、大切な習慣なのです。

若返りの要「成長ホルモン」を分泌させる

引き続き、アンチエイジングについての話をしましょう。

アンチエイジングのために大切なこととして、もう1つ「ホルモン分泌を促すこと」があります。

中でもアンチエイジングにとって大切なのが「成長ホルモン」などに代表される、体のタンパク質合成を促すタンパク同化ホルモンです。

これは、体の成長や肌の組織の新陳代謝を促すホルモンで、俗に若返りのホルモンとも呼ばれます。

加齢と共に、体中のさまざまなホルモン分泌量は減っていくのですが、もちろんこのホルモンも、加齢に伴って減少していきます。

このホルモンの分泌量が少なくなると、疲労した筋肉の修復スピードが遅くなったり、肌の保湿力が低下してハリがなくなったり、髪の毛のツヤがなくなったりするなど、全身の老化現象が加速していきます。

もちろん、体の機能が全体的に衰えるので、シワや白髪が増えるといった美容面への影響を及ぼすばかりでなく、病気やケガに悩まされるきっかけをつくることも少なくありません。

見た目も中身も「老けない体」でいるためには、成長ホルモンなどのタンパク同化ホルモンのじゅうぶんな分泌が欠かせないのです。

実は、これらのホルモンの分泌量を増やすのにも、筋トレウォーキングは有効です。成長ホルモンなどのタンパク同化ホルモンは、スクワットや腕立て伏せなどの筋力トレーニングを行った後に多く分泌されることがわかっています。

これは、ややきつい運動をしたときに、筋肉の中に発生する、乳酸などの化学物質の上昇が、ホルモン分泌を促す脳の器官を刺激するためです。

特に筋トレウォーキングで鍛えることができる下半身は、筋肉の量が多いので、より効率的にホルモン分泌を促すことができます。

実際に筋トレウォーキングを継続してくださっている方の多くは、男女問わず、どんどん肌ツヤがよくなり、見た目も若返っていきます。

筋トレウォーキングで適度に体を動かし鍛えることで、成長ホルモンの分泌を促し、体の酸化を防いでいるため、体の中から若返ることができているのですね。

アンチエイジングというと、どうしても薬や化粧品に頼りたくなりますが、一番効果的なのは、自分の体の中にある「若返りの力」を呼び覚ますこと。

筋トレウォーキングを続けることで、自分が本来持っている若返りの力を、存分に発揮できる体に変わることもできるのです。

頭と心がスッキリする！

筋トレウォーキングで〝強く〟なるのは、体だけではありません。

実は筋トレウォーキングには、頭と心をスッキリさせる効果もあるのです。

実際に皆さんも運動をした後で、気分がすっと晴れたり、頭がスッキリとした経験がおありになるかと思います。

この「スッキリ感」は、単純に体を動かして気分転換ができたということで発生する感覚ではありません。脳の中でも、実際に変化が起きているのです。

たとえば**運動をすると、脳の中でBDNF（脳由来神経栄養因子）という物質が**

産生されることがわかっています。ＢＤＮＦは、脳の神経細胞や脳に栄養を送る血管の形成を促す物質。つまり、新しい神経をつくったり、脳を成長させたりする「脳の栄養物質」と考えていただくとわかりやすいかと思います。

うつ病など、心の病気に悩んでいる方は、脳の中でこのＢＤＮＦが減少している状態に陥っている場合が多いと考えられています。ＢＤＮＦが減少すると、脳の神経の発達や新生が鈍くなるので、それに伴って、心の安定を保つときに必要な「セロトニン」などの他の脳内物質の分泌量も低くなってしまいます。

結果、気分が落ち込みやすくなったり、心が不安定になったり、最悪の場合うつになってしまうこともあるのです。

もちろんＢＤＮＦの減少は、うつ病の人だけに見られる症状ではありません。ちょっとしたことで落ち込みやすい人、気分の浮き沈みが激しい人など、うつ病までいかなくとも、心が不安定な状態の人にもＢＤＮＦの減少は見られます。

ただ、運動をすればＢＤＮＦが増え、脳と心に安定をもたらすことができるようになるのです。

体だけでなく、心と頭を強くするためにも筋トレウォーキングのような運動は、力を発揮します。

また、うつ病などの心の病に悩む方の多くは、全身の血流が悪く代謝が落ちているという特徴があります。代謝が落ちると、細胞も活発に働くことができません。

これは手足や内臓の細胞だけでなく、脳の細胞でも同じこと。全身の血の巡りが悪くなれば、当然、脳の働きも落ちてしまうのです。これも、運動を行って代謝を上げることで改善することができます。

実際に私たちの研究では、筋トレウォーキングを行うことで、気持ちが晴れやかになり、うつ気分の改善ができたということが証明されています。

昔からのことわざ「健全なる精神は健全なる肉体にやどる」というものはあながちウソではないことがわかりますね。体を動かすことは、脳のパワーを活性化し、強い心をつくることにもつながっていくのです。

自律神経の乱れが整う

ストレスの多い現代は、自律神経の乱れが生じやすい時代です。この本を読んでいる方の中にも、自律神経失調症をわずらったことのある方、今もその症状に苦しんでいる方もいらっしゃるかもしれません。

自律神経の乱れの主な原因は、肉体的・精神的ストレス。職場やプライベートでの人間関係、騒音や暑さ・寒さなどの環境、体調、不摂生などのさまざまな要素によるストレスが心に不安を与えると、ストレスに対抗しようとして「交感神経」が過剰に働くことになり、自律神経の乱れが生じます。

自律神経とは、消化器・血管系・内分泌腺《ないぶんぴつせん》などの機能を調節する働きをする神経。

この自律神経の中に、交感神経と副交感神経という相反する働きの2つの神経が同居しています。

緊張しているとき、怒っているときに活発になるのが、交感神経。反対にリラックスしているとき、休息をとっているときに活発になるのが副交感神経です。

この2つの神経がバランスよく機能することで、私たちの体は正常に保たれているのですが、強いストレスがかかったり、緊張状態が長く続いたりすると、交感神経ばかりが活発になってしまい、結果、自律神経が乱れることになるのです。

自律神経の乱れに伴って、心と体には、さまざまな症状が現れます。

個人差はありますが、全身の倦怠感、頭痛、肩こり、不眠などがよくある症状です。風邪もひいていないのに毎日だるい、なぜか寝つきが悪いという方は、自覚がないだけで、自律神経の乱れが原因になっている場合もあるので、要注意です。

自律神経は、私たちの意思でコントロールできないところで働いているのですが、日々の行動や習慣によって、その働きを正常な状態に近づけることが可能です。

実は、筋トレウォーキングにも、活発になりがちな交感神経の働きを抑え、副交感神経を優位にさせる「自律神経を整える効果」があります。

一例を挙げてみましょう。交感神経の働きの1つに「血圧を正常に保つ」というものがあります。横になった姿勢から急に立ち上がったとき、立ちくらみを起こしたことはありませんか？　しばらくするとその症状はなくなりますよね。それは、立ち上がったときに起きる血圧の低下を血管内のセンサーが感じ、その情報を脳に伝えることで、交感神経を働かせ、血圧を正常に保っているからなのです。

このセンサーは、血管壁の伸び縮みを感じているのですが、加齢による動脈硬化のために血管壁が硬くなってしまうと、血圧が下がっていないときでも、脳に「血圧が下がっている」という誤った情報を伝えてしまいます。そして絶えず交感神経が興奮している状態をつくり、血圧を上昇させてしまうのです。

しかし、筋トレウォーキングによって動脈の壁をやわらかくし、センサーの機能を正常に戻すことができれば、交感神経の異常な興奮も起こりにくくなり、副交感神経との活動バランスが正常になります。

また、自律神経の乱れは「生活リズム」の乱れに強く影響されます。

交感神経の活動には、昼間高くなり、夜低くなるという1日の中での一定のリズムがあります。つい夜更かしをしたり、休みの日は昼まで寝たり……。そうやって生活リズムが乱れると、それにつられ、自律神経のリズムも狂ってしまうのです。

これにも、筋トレウォーキングは効果を発揮します。適度な運動をすると体に心地よい疲れが残り、夜はぐっすり眠れますよね。夜にしっかり眠ることができれば、翌朝の目覚めもすっきりし、生活全体のリズムも整うようになります。

筋トレウォーキングを日々に組み込むことで、生活リズムを正し、結果として自律神経も整えることができるのです。

ただ激しい運動は、交感神経を強く刺激してしまい、自律神経の乱れにつながる可能性があるので注意。筋トレウォーキングのような適度な運動が、最適です。

日本人の死因第1位の「がん」も予防する

筋トレウォーキングをはじめとする適度な運動には、がんを予防する力もあると私は考えています。

「運動で、がん予防」といわれても、ピンとこない方もいらっしゃるかもしれませんが、国立がん研究センターが提唱する「がん予防のための５つの健康習慣」の中の１つにも、「活発な身体活動」が推奨されています。

身体活動には、運動の他に、仕事や家事などによる日常の動作も含まれます。

つまり毎日こまめに体を動かすこと、もしくは積極的に運動する時間をとることが、がんの予防につながるのです。

実際に、国立がん研究センターの調査によると、1日の身体活動量が多い人ほど、がん全体の発症リスクが低いことがわかっています。

なぜ運動をすることで、がんを予防できるのでしょうか。

これに関しては、いろいろな説がありますが、私は第1章でもお伝えしたとおり、**運動でミトコンドリアを活性化させ、がんやその他の生活習慣病の火種となりうる炎症性サイトカインの産生を抑制することが、大きな理由だと考えています。**

また、これまでにお話ししてきたように、適度な運動は体の中のさまざまな治癒系の働き、免疫系の働きを活発化します。がんは免疫能力が衰えることによって発症率が高くなる病気なので、運動によって免疫力を高めることで、がんの発症率を抑えることができるといわれています。

たとえば、活性酸素がいい例です。先に、活性酸素が体の中を錆びさせるということはお話ししました。実は、過剰な活性酸素は体を老化させるだけでなく、細胞を守っている細胞膜を傷つけ、さらにはDNAを傷つけて、がんを引き起こすこともあるのです。

適度な運動を行うことでミトコンドリアが活発化すると、過剰な活性酸素の発生を抑えることができ、がんを予防することにもつながります。

また女性の場合は、運動をすることによって余分な脂肪を減らすことも、がんの予防になります。脂肪組織は女性ホルモン様化学物質を産生するのですが、乳がんや子宮頸《けい》がんなどは、女性ホルモンに反応するので、脂肪が増えると再発のリスクが高くなるといわれています。したがって、運動で余分な脂肪を減らすことで、これらのがんのリスクを減らすこともできるのです。

このようにメカニズムはさまざまですが、適度な運動には、がん予防の効果があることがわかっています。

筋トレウォーキングは、一生健康で生き続けるために必要な〝体の保険〟ともいえるかもしれません。

自分の中の「治る力」を呼び覚ます

　ここまで、筋トレウォーキングの健康効果をお伝えしてきましたが、いかがだったでしょうか。

「まさかこんなことにも効くなんて」という驚きや発見を少しでも感じていただければ、こんなにうれしいことはありません。

　こんなことをいうと誤解を生むかもしれないのですが、私は適度な運動さえすれば、医者も薬もいらない生活を送れるようになるのではないかと考えています。

　現代の医療は、対症療法に因《よ》るところが大きくあります。風邪をひいたら鼻水や咳をとめる薬を飲む、血圧が上がれば血圧を下げる薬を飲む……。

今は、いい薬がたくさんありますから、単純に症状だけを抑えるための治療は手軽にできます。ただ、結果として、その薬が体の他の部分に影響を及ぼす可能性があるのをご存じでしょうか。

たとえば、高血圧がいい例でしょう。血圧を低くするための降圧薬の一部には、体液量、つまり体の中の水分量を減少させる作用があります。高血圧の薬を飲むと体内の水分と塩分が不足していくので、夏場にこの薬を飲んでいる方は、子どもや高齢者と同様、熱中症にかかるリスクが高まると考えられるのです。

いたしかたないことかもしれませんが、薬にはこういった「副作用」が生じます。元々体内に存在しない異物を使って、体を無理やり操作しているのですから、体全体のバランスが崩れるのは、当たり前だといえるかもしれません。

ただ、まったく副作用のない「薬」もあります。それが、運動です。

これまで述べてきたように、運動をすると体の中でそれに付随するさまざまな反応が起こります。

体を動かすことで血行がよくなる、血行がよくなるから、筋肉がほぐれ体も心もリラックスできる。また、運動によってミトコンドリアが活性化することで、体の酸化を防ぎ、炎症物質の暴走を抑え、生活習慣病を予防することができる……。

当然ですが、これらの効果は体の一部分を勝手に操作したことによって、得られるわけではありません。運動に対する、体全体の「自然な反応」の結果ですから、もちろん副作用もないのです。

このように、運動は、自分の体の中にある「治る力」「病気を防ぐ力」を呼び覚まし、高めてくれる唯一無二の薬だと考えられるのです。

もちろん、すぐに薬や治療をやめろなどという無茶なことはいいません。

薬を飲んでいても結構ですので、かかりつけの医師と相談し、可能であれば、ぜひ並行して筋トレウォーキングなどの運動もはじめてみてください。

そうすれば、いつの間にか薬がいらない体に、あなたの体が変わっていくはずです。

実際に私が運動指導を行っている、健康スポーツ教室に来てくださっている方々の中にも、運動によって自分の中の免疫力を高め、薬や病院通いをやめることができた方々がたくさんいらっしゃいます。

あなたの体が本当にほしがっているのは病院で手に入る薬ではなく、自分の体の力を高める「運動という薬」ではないでしょうか。

それを手に入れるきっかけとして、いつでも簡単にはじめることができる、筋トレウォーキングを活用してほしいというのが、私の切なる願いなのです。

第5章

元気に長生きできる体に変わる、健康長寿の生活習慣

老化に歯止めをかける「日々の心がけ」とは

ここまで画期的な運動法として、筋トレウォーキングをお伝えしてきましたが、私は日々の生活の中でも、できるだけこまめに動くことが大切だと考えています。人は行動や習慣からつくられます。老化による体の衰えは加齢と共に加速しますが、それを悪習慣で助長するか、良習慣で食い止めるかは、あなた次第です。

ここでは「生活の中で運動量を増やすためのヒント」をお伝えします。

少しの工夫で、毎日をより健康的に過ごせるはずです。ぜひ試してみてください。

ショーウインドーを見るクセをつけよう

「速歩き」は下半身の筋肉にじゅうぶんな負荷をかけられ、筋トレの代わりにもなる運動です。駅から家までの道のりなどちょっとしたときでも、少し意識して今までより速めに歩くことで、日々の暮らしの中で筋肉を鍛えることができます。

時間や距離を気にせず、気づいたときは速歩きをしてみましょう。家から5分のスーパーやコンビニに行くわずかな時間であっても速歩きで、でかけてみるのです。それだけで、下半身の筋肉を鍛えるいい運動になります。

そこで大事なのが、ただ速歩きをするだけでなく、窓ガラスやショーウインドーに映った自分の姿を見るようにすること。ピッと背筋が伸びているか、格好よく大股で歩けているか、ガラスに映った自分の姿を確かめるのです。

もし、ガラスに映った自分が背中を丸めて歩いてしまっていたら、まだまだ筋トレウォーキングが足りていない証拠。筋トレウォーキングを行うと、普段の歩き方も自然とウォーキングの延長のようになってくるので、ふと見つけた自分の姿は、背筋が伸びた格好いい歩き方になっているはずです。

〝遊び〟の時間をとってみる

筋トレウォーキングは、1人で好きなときに行える運動ですが、その他に、月に数回でいいので、ゲーム性のある運動を行ってみましょう。

ゲーム性のある運動といわれるとなんだか難しく感じますが、要は友人や家族と体を動かすスポーツに取り組む、遊びの時間をとろうということです。

おすすめは、テニス、ゴルフ、ゲートボールなど、得点や勝ち負けを競い合うスポーツ。これらは、相手がいなければ成立しません。そのため、他者とコミュニケーションをとり、自分以外の誰かの動きを考えながら進める必要があります。

これが、脳にも体にもいいのです。

ライバルがいれば「絶対に負けないぞ」と考えることで、いつもより意欲的に体を動かせますし、「こうすれば勝てるかな」「少し動揺を与えてやろう」など、頭の中で考えながら運動することで、幅広く脳を使うこともできます。

登山やハイキングもおすすめです。皆で1つの目標に向かって運動を行い、いつもと違う景色を見ることは、体だけでなく、心にも好影響を与えます。

坂道を歩いたり、階段の1段飛ばしをしてみよう

第3章では筋トレウォーキングの効果を上げるために、応用編として坂道でのウォーキングを紹介しました。坂道は負荷がかかるので、平らな道を歩くよりも、より効率的に筋力をつけられることも、お伝えしましたね。

もし、家から駅まで、もしくは駅から仕事場までのルートがいくつかあるようであれば、できるだけ途中に坂道があるほうを選んでみましょう。

こうすれば、自然に坂道を歩くことができ、「脚の筋力を鍛えるトレーニング」

ができます。また、同様に階段の上り下りでも、脚の筋肉を鍛えられます。駅などでエスカレーターを使わずに、階段を使ってみる……などの習慣は、筋力アップに効果があるのでおすすめです。

もし、まだ余裕があるようでしたら、階段を1段飛ばしで上ってみてもいいでしょう。この動きは、脚にかなりの負荷をかけられるので、筋力アップのトレーニングになります。筋肉を傷め過ぎないためにも、最初はゆっくりと。ただし、脚に故障がある場合などは、無理して挑戦するのはやめましょう。

いい姿勢は環境からつくる

実年齢より若く見える人の中に、姿勢が悪い人はいません。

姿勢のよさは「若さ」を周囲に感じさせるだけではありません。正しい姿勢で歩いたり座ったりできないと、使われない筋肉が増え、筋肉の衰えも早くなります。

また、肩こりや頭痛などの原因になってしまう可能性も。

普段から背筋をピンと伸ばし姿勢をよくすることは、老化に逆らうための大切な習慣ですが、猫背がクセになってしまっている人の中には、意識してもなかなかそれができない方も多いのではないでしょうか。

正しい姿勢を保つためには、普段から背筋をきちんと伸ばしていられる環境づくりが大切だと、私は考えています。特に机に向かっての作業など、同じ姿勢をずっと続けざるを得ないときは、正しい姿勢を保つための環境づくりがとても大切です。

椅子と机のサイズをきちんと合わせる、椅子と机の間にゆとりを持たせる、パソコンを使うようであれば、ディスプレイの位置を調整する。これだけで、椅子に座るときに起きやすい猫背は、かなり改善できるはずです。

普段から正しい姿勢を保つのはもちろん、正しい姿勢が保てる環境づくりにも気をつけてみましょう。

いつでも「ちょっとだけ伸ばす」を習慣にする

第3章でもストレッチをすることが、体をほぐし、ケガを防ぐために大切だということはお伝えしましたね。

ストレッチは日々の生活で凝り固まってしまった筋肉を伸ばす行為。体を伸ばすことによって血流が増え、わずかですが全身の代謝も上がります。

特別な運動を行わないときでも、少し時間が空いたときに体を伸ばすクセをつけておくことはおすすめです。特にやりたいのが、寝る前のストレッチ。これには老化防止だけでなく、睡眠の質を高める効果もあります。ストレッチで全身がほぐれると、体だけでなく心もリラックスでき、よく眠ることができます。

第3章でお伝えしたストレッチを行ってもいいですし、面倒だなと思う方は布団に寝たままの姿で横向きになり、上にある腕を肩から回すだけでもOK。これだけでも体がほぐれ、じんわりと温かくなるはずです。

こう考えれば、あなたも「老けない人」になる！

人は誰でも平等に、1年に1歳ずつ年をとっていきます。

若いときは、見た目にさほど違いはありませんが、40代を超えたあたりから、年相応の人、年齢よりも老けて見えてしまう人、いつまでも若々しい人の差が顕著になってきます。同じ60歳の人でも、40代後半に見えるはつらつとした人もいますし、逆に70歳近くに見えてしまう人もいますよね。

誰でも、どんなに年をとっても「お若いですね！」と言われたいものです。

それではいつまでも若々しい人には、どうやったらなれるのでしょうか。

私はこれまで松本市の健康スポーツ教室の中で、多くのシニア世代の方々とお会いする機会がありました。

さまざまな方と出会いお話しさせていただく中で、いつまでも若々しい方の生き方、考え方には共通する部分があることがわかってきました。

ここでは、私がこれまでの出会いの中で教えていただいた「いつまでも若々しくいられる考え方・生き方のヒント」を紹介していきます。

心身一体という言葉が示すとおり、心が若い人は体も同様に若く保つことができているというのが、これまでの私の経験からくる実感です。

ぜひ、参考にしてみてください。

決断力・行動力がある

私が「この人、若いな」「元気だな」と思うシニアの方の多くに共通するのが、決断力と行動力をしっかり持っているという点です。

ぐずぐず迷わずにやることをパッと決める、さらに「これをやろう！」と決めたら、すぐに行動を起こす……。頭の回転と切り替えが早く、フットワークが軽いと言い換えることもできるかもしれません。

何か返答を求められて、つい「ちょっと考えさせて」と言ってしまうことはありませんか。何かやるとき、行動するまでに時間がかかるようになってきていませんか。年をとると、決断力と行動力は鈍ってしまいます。これは、性格などの問題ではなく、脳が昔より活発に働かなくなったり、筋肉が衰えて行動するのが億劫になったりしていることが大きな理由です。

もし、思い当たる節があるようでしたら、意識して決断を早くしたり、行動を起こしたりするように心がけましょう。

パッパッと決めてどんどん行動することでフットワークが軽くなれば、体を動かす機会も自然に増えるでしょう。

人生に目標がある

筋トレウォーキングに取り組んでくださっている方の中に、定年後に写真の勉強をはじめた方がいらっしゃいます。

自然の写真を撮るのが好きな方で、国内の山だけでなく、ヒマラヤやヨーロッパアルプスなど世界の名だたる山に登り、写真を撮り続けています。ただ写真を撮るだけではなく、その写真をもとに80歳になって写真集を出版したというかなりの強者《つわもの》です。

もちろん、体も心も若い方なのですが、この方と出会って感じたことは、「目標があると人は若くなる！」ということです。

人は、何か達成したいことに向かうとき、心が強くなります。しかし、ただ心が強いだけで体力がなければ、やりたいことを実現することはできません。

そのため、なかば必然的に、目標を達成させるために必要な「ベース」としての体づくりをしよう、体を鍛えようという気持ちも生まれてくるのです。

日本百名山を制覇するぞ、四国八十八ヶ所巡りに挑戦するぞ……など、なんでもいいので、まずあと10年のうちにやりたいことを考えてみましょう。

新しい目標が、あなたの心と体を強くしてくれるはずです。

何事にも「メリハリ」がある

高齢でも元気な方には食欲旺盛な人が多いように思います。

運動をきちんとしていても、体をつくるエネルギーとなる食事がでたらめでは、体にとっていいことはありません。

皆さんはどうでしょうか。3食きちんと食べていますか？　ご飯をきちんと食べられるのは、しっかりエネルギーを消費しているからです。動くからお腹がすく、お腹がすくからしっかり食べることができる。これは食事に限った話ではありません。日中、しっかり体を動かしていれば、たくさん眠ることもできますし、その結果、朝気持ちよく目覚めることもできます。

このように、何事に関しても「メリハリのある生活」をすると、体も心も若返っていきます。

極端な夜型になり、自分の生活リズムが大きく崩れているなと感じる方は、一度、食事、運動、趣味、お風呂など、1日の行動のプログラムを組み、それに従って行動してみることをおすすめします。メリハリのある気持ちいい生活のリズムで暮らせば、体も自然と若返っていくでしょう。

好奇心やときめきを忘れない

「好奇心」と「ときめき」は、若返りにとって大事な役割を果たすと、私は考えています。ここでは、順を追って説明していきましょう。

まず、好奇心について。元々の性格もありますが、好奇心は漫然と暮らしていても持つことができません。身の回りで起きている物事や人に興味を持ち、それを観察することで、好奇心の芽は生まれてきます。

1人で家に閉じこもっていては、周囲に興味を持つどころか、興味の対象に出会うこともできません。興味の対象に出会うためには、行動する必要があります。「好奇心を強く持とう」と思い行動することで、前よりも活動的になることができるといえるでしょう。

次に大切なのが、ときめきです。ときめきも好奇心と同様に、行動のためのエネルギーとなりますし、脳の活性化にも役立ちます。

私の指導している健康スポーツ教室に、とても美しい女性がいらっしゃいます。70歳を迎えられる方なのですが、背筋がピンと伸び、笑顔が美しい皆の憧れの女性ともいえる方です。こんなことをいうと怒られるかもしれませんが、彼女に会うためにオシャレして教室にくる男性は、多くいらっしゃいます。

これがときめきの効果です。少しわずらわしいことでも、「大好きなあの人に会える」とか、「あの美しい景色が見たい」という胸が高鳴る出来事や楽しみがあれば、重い腰を上げてでも、行動することができるのです。

ときめきと好奇心がある人に、老けた人はいません。街にでて、好奇心やときめきの種を見つけることが、若返りの第一歩だと、私は考えています。

ときには見栄を張る

見栄といわれると、あまりいい印象がないかもしれませんが、私は「ときには見栄を張ること」が、若返りのために大切だと思っています。

具体的にいうと、「まだまだ若い人には負けない」という気持ち、自分への誇りを強く持つということです。

確かに年をとると、体の自由がきかないことが増えてきます。昔はスムーズにできていた作業ができなくなった、前よりも仕事や家事の効率が落ちてきた……。そんなときに「年をとってしまったから仕方ない」と言ってしまっていませんか？

厳しいことをいうようですが、なんでもかんでも加齢のせいにしてしまえば、それは楽です。しかし、年のせいを続けると、努力して加齢に抗うチャンスまで自分で奪ってしまうことになります。

不思議なことに、いつも「年のせい」という人ほど、より早く老化してしまう傾向にあります。

私がこれまで出会ってきた心身ともに年齢より若く見える方々は、年のせいにすることなく、「まだまだ私は大丈夫」「これぐらい、まだ1人でできる」と、まわりに格好いい見栄を張る方が多かったように思います。

見栄を張ることで立ち居振る舞いもシャンとしますし、何より簡単には「老けられない」という気持ちが生まれます。その「老けられない」「まだ若い人には負けられない」という気持ちが運動の継続につながり、若返りへの近道をつくってくれるのです。

おわりに

運動は、自分の中にある治る力を引きだす薬。だから、自分の体を守るために、やらなければならないものである――。

大げさに聞こえるかもしれませんが、私はこれを実感として感じています。

それは、これまでに何度かお話しさせていただいた「NPO法人熟年体育大学リサーチセンター」での実体験に因るものです。

ここで、熟年体育大学について少し説明をさせてください。

「熟年体育大学」は松本市と信州大学が1997年に立ち上げた、市民の健康・体力づくりプロジェクトです。インターバル速歩（筋トレウォーキング）はもちろん、ハイキングや料理教室など、「楽しく、仲良く、健康で」の理念に基づいたさまざまなカリキュラムを行っています。

先に私は、運動継続のためには3つのコツがあるとお伝えしました。運動継続のコツは「①記録する　②ライバルを見つける　③結果を見せる」の3つでしたね。

熟年体育大学では、市民の方々に運動を継続していただくため、この3つのコツを実践するためのさまざまな取り組みを行っています。

その1つが「e－ヘルスプロモーションシステム」。これは、自分の歩行記録やそれに伴う体調の変化をデータとして管理できるシステムです。自分の歩行傾向と体の変化を目に見えるグラフにまとめることができるので、自分の頑張りをはっきりと確認できるのはもちろん、そのデータをもとに、トレーナーや管理栄養士など健康と体の専門家から、健康維持に関するアドバイスをもらうことができるのです。

ただ、このシステムを利用するには、データづくりのために専用のパソコンを設置してある場所に出向き、個別に機器からパソコンへデータを移行させなければなりません。そのため、このシステムを利用できるのは、専用パソコンがある長野県松本市近隣の住民に限られてしまっています。

そこでオムロン ヘルスケア株式会社協力のもと、作成したのが携帯端末対応の活動量計「i-Walk Pro ®」。

これは、測定データを携帯端末に転送することができるのでどこでも使用が可能で、好きなときに専門家のアドバイスを受けることができます。全国の自治体、健康保険組合向けに2014年12月から販売されています。

誰でも運動継続ができるように、試行錯誤してつくった20年間の集大成ともいえるシステムですので、機会があればぜひ皆さんに使ってほしいと思っています。詳細は、熟年体育大学リサーチセンター(JTRC)ホームページ(http://www.jtrc.or.jp)をご覧ください。

筋トレウォーキングは継続が大事です。継続しさえすれば、必ず体にも心にもよい変化が訪れるはず。人生後半の自分の時間をより深みがあるものに変えていくためにも、ぜひ筋トレウォーキングを続けていってください！

【参考文献・出典】

『医科生理学展望』（原書、6版）松田幸次郎、他／共訳（丸善）

『やさしい生理学』（改訂第6版）彼末一之、能勢博／編（南江堂）

『標準生理学』（第8版）小澤瀞司、福田康一郎／監修（医学書院）

『新運動生理学』（上巻、下巻）宮村実晴／編（真興交易医書出版部）

『「歩き方を変える」だけで10歳若返る』能勢博／著（主婦と生活社）

『さかえ』２０１４年１月号－12月号（公益社団法人　日本糖尿病協会）

Haskell WL et al. (1998) Effects of exercise training on health and physical functioning in older persons. In: The 1997 Nagano Symposium on Sports Sciences, ed. by Nose H and Nadel ER, pp399-417.

Rowell L.B. Human Circulation: Regulation during Physical Stress, Oxford University Press, New York, 1986.

Handschin C. and Spiegelman B.M.: Nature 454: 463-469, 2008.

Nose H.et al.: J. Physiol. (Lond.) 587: 5569-5575, 2009.

Nakajima K. et al.: Int. J. Sports Med. 30: 1-5, 2010.

Morikawa M. et al.: British J. of Sports Med. 45: 216-224, 2011.

【参考ホームページ】

平成25年　国民生活基礎調査／厚生労働省 大臣官房統計情報部人口動態・保健社会統計課世帯統計室

人生の活動源として

いま要求される新しい気運は、最も現実的な生々しい時代に吐息する大衆の活力と活動源である。

文明はすべてを合理化し、自主的精神はますます衰退に瀕し、自由は奪われようとしている今日、プレイブックスに課せられた役割と必要は広く新鮮な願いとなろう。

いわゆる知識人にもとめる書物は数多く窺うまでもない。

本刊行は、在来の観念類型を打破し、謂わば現代生活の機能に即する潤滑油として、逞しい生命を吹込もうとするものである。

われわれの現状は、埃りと騒音に紛れ、雑踏に苛まれ、あくせく追われる仕事に、日々の不安は健全な精神生活を妨げる圧迫感となり、まさに現実はストレス症状を呈している。

プレイブックスは、それらすべてのうっ積を吹きとばし、自由闊達な活動力を培養し、勇気と自信を生みだす最も楽しいシリーズたらんことを、われわれは鋭意貫かんとするものである。

―創始者のことば― 小澤和一

著者紹介

能勢博〈のせ　ひろし〉

信州大学大学院医学系研究科スポーツ医科学講座教授。

NPO法人熟年体育大学リサーチセンター副理事。

京都府立医科大学医学部医学科卒、京都府立医科大学助手、米イェール大学医学部博士研究員、京都府立医科大学助教授などを経て現職。信州大学、長野県松本市、民間企業、そして市民が参画する中高年の健康づくり事業「熟年体育大学」の運営組織であるNPO法人「熟年体育大学リサーチセンター」において「インターバル速歩トレーニング」(「筋トレ」ウォーキング)を指導。これまで約20年間で、5400人以上の中高年に運動指導を行ってきた。著書に『「歩き方を変える」だけで10歳若返る』(主婦と生活社)『山に登る前に読む本』(講談社)がある。


いくつになっても自分《じぶん》で歩《ある》ける！

「筋《きん》トレ」ウォーキング

青春新書 PLAYBOOKS

2015年5月1日　第1刷

著者　能《の》勢《せ》　博《ひろし》

発行者　小澤源太郎

責任編集　株式会社プライム涌光

電話　編集部　03(3203)2850

発行所　東京都新宿区若松町12番1号 〒162-0056　株式会社青春出版社

電話　営業部　03(3207)1916　振替番号　00190-7-98602

印刷・図書印刷　製本・フォーネット社

ISBN978-4-413-21037-9